编委会名单

主　编　魏　峥　徐义明　白跃宏
副主编　张孜玮　王　红
编　委（按姓氏笔画排序）：

王　红　石　华　叶晓景　付腾飞

白跃宏　冯宪煊　李　超　狄之昕

张　晗　张　路　张孜玮　茅燕芬

林　鑫　周　璇　赵　颖　赵明雷

徐义明　黄　密　龚静雯　谢苏红

魏　峥

前　言

随着人口老龄化的到来,常见慢性病是增加社会、家庭负担的主要因素。据文献报道,我国18岁及以上成人高血压患病率为25.5%,糖尿病患病率为9.7%,60岁以上骨关节炎患病率可达50%。慢性病造成了心、脑、肾等重要脏器的损害,严重影响了人们行走活动能力和生活质量及幸福生活指数,且产生高额的医疗费用,增加了社会和家庭的经济负担。本手册针对影响中老年人劳动能力、生活能力、生活质量的常见慢性病,对其发生原因、临床表现、相关检查、康复治疗和预防保健方法等进行了比较系统的通俗易懂的阐述,可作为广大中老年患者及年轻医学专业工作者的工具书或参考书,可提高相关人群对常见慢性病的认识,有助于患者改变个人生活方式,降低患病率和残障率,成为中老年患者必备的手册。

本书编纂过程中,邀请了多位在临床一线工作多年的专家、教授参与编写。他们在紧张繁忙的工作之余最终完成本书的编写和多次修订工作,其间付出了辛勤劳动,克服了重重困难,对此表示衷心的感谢。

由于本人学识和编写水平所限,书中有些观点可能片面,部分章节可能还没有完全反映最新技术的发展,恳请广大读者对于书中的错误和不足之处给予批评指正。

白跃宏

上海交通大学附属第六人民医院康复医学科教授

2022年9月30日

目　录

上篇　外科疾病

下篇　内科疾病

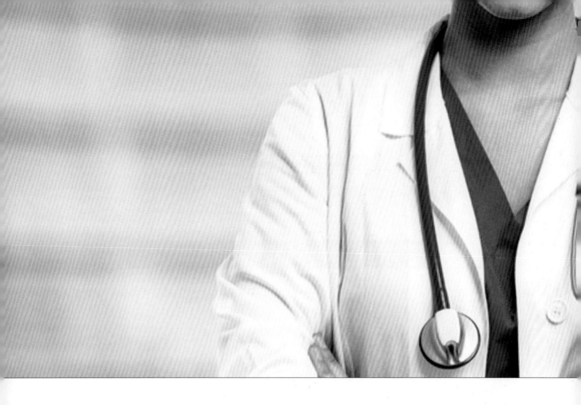

上篇

外科疾病 >>

第一章 骨关节炎

第一节 骨关节炎的概念

骨关节炎（osteoarthritis，OA）是指由多种因素引起关节软骨纤维化、皲裂、溃疡、脱失而导致的关节疾病。

通常，我们也称骨关节炎为骨关节病、退行性关节炎、增生性关节炎、老年性关节炎，常见的骨关节炎以关节软骨退变和继发性的骨质增生为特征。

关节软骨存在于人体各部位的关节，如图1-1、图1-2所示，是可动关节

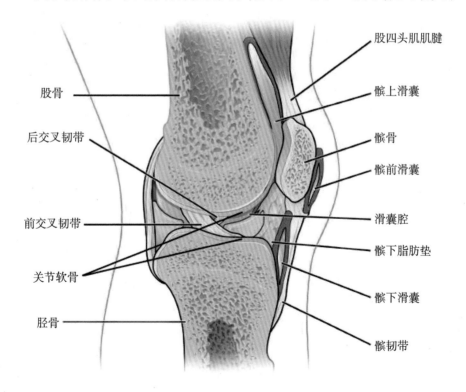

股四头肌肌腱

股骨

髌上滑囊

后交叉韧带

髌骨

髌前滑囊

前交叉韧带

滑囊腔

髌下脂肪垫

关节软骨

髌下滑囊

胫骨

髌韧带

图1-1 膝关节解剖图

的主要成分。关节运动时,它与滑囊液使关节表面几乎无摩擦力。关节软骨位于关节表面,是一层透明组织,其表面光滑,呈淡蓝色,有光泽。其基本成分是含有大量水分(65%~80%)的软骨基质和部分软骨细胞。关节软骨不含神经纤维、血管及淋巴管,它的营养完全来自关节腔内的关节液,而关节液中的营养成分主要靠关节面之间的挤压进入软骨,因此关节软骨的营养不仅取决于滑膜分泌正常的滑液,还取决于关节的运动。如果关节长期不运动会导致关节软骨营养障碍,从而发生关节退行性变。另一方面,由于关节软骨内没有血液营养供应,长期负重或超负荷使用关节等各种原因造成的关节软骨退变、变性、磨损等损伤,将无法完全修复,随后即出现软骨下骨囊性变,伴关节囊、周围韧带退变、纤维化、萎缩,最终关节面完全破坏、畸形,出现明显的临床症状。

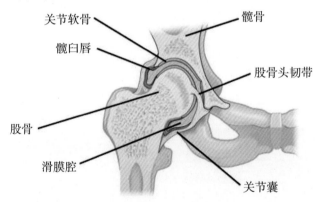

图1-2　髋关节解剖图

诊断骨关节炎时需要注意临床症状与影像学表现相结合,仅有影像学检查所见的骨关节退行性改变而无骨关节炎临床症状者,不应诊断为骨关节炎。

第二节　骨关节炎的常见病因

一、为什么会发生骨关节炎?

骨关节炎可分为原发性和继发性。原发性骨关节炎的病因尚不明确,无明确的全身或局部诱因,有研究表明其发生与年龄、肥胖、炎症、创伤及遗传因素等有关。而继发性骨关节炎则是在关节局部原有病变的基础上发生的骨关节炎,如先天畸形——发育性髋关节脱位、膝内翻、膝外翻等,创伤后——关节内骨折、关节面塌陷变性、关节囊或韧带松弛等。我们常说的骨关节炎一般是指原发性骨关节炎。

二、骨关节炎的常见发生部位是哪里? 与哪些因素有关?

骨关节炎好发于膝、髋、手、足、脊柱等关节,与这些关节承受人体重量或活动较多有关,如图1-3所示。其中,膝关节的发病率高达40%。

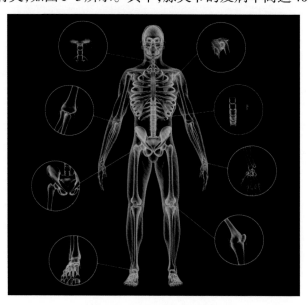

图1-3　骨关节炎好发部位

三、哪些是好发人群?

骨关节炎的好发人群主要与其危险因素相关,有研究表明,以下几种危险因素与骨关节炎的发病密切相关:

(1)高龄:骨关节炎以中老年患者多见,多发生在50岁以后,60岁以上的人群中患病率可达50%,75岁以上的人群中患病率则达80%。

(2)女性:有研究表明,骨关节炎发病人群中,女性多于男性,尤其是绝经后女性多见。

(3)大体重:大体重人群中膝骨关节炎发病率明显增高。

(4)职业因素:重体力劳动及反复重复单一动作的职业(如纺织工、农民、矿工、运动员等),均会导致骨关节炎的发病率增高。

(5)其他系统疾病史:如既往有痛风病史等,也是膝骨关节炎高危因素之一。

第三节　骨关节炎的常见临床表现

一、骨关节炎有哪些自觉症状? 出现什么症状要去看医生?

骨关节炎患者常见以下自觉症状:

(1)疼痛:骨关节炎在疾病早期常常表现为关节轻度或中度间断性隐痛或钝痛,常常因某些因素(劳累、活动量增加、天气变化等)加重,经休息后有所好转,随病情进展可出现持续性疼痛或夜间痛。

(2)肿胀:早期为关节周围的局限性肿胀,随病情进展可发展为弥漫性肿胀、滑囊增厚或伴有关节积液。

(3)僵硬:在早晨起床时或长时间维持一个姿势后,有关节僵硬及发紧感,活动后可逐渐缓解。关节僵硬在气压降低或空气湿度增加时加重,持续时间一般较短,常为几分钟或十几分钟,很少超过30分钟。

(4)无力、活动困难:关节肿痛、活动减少、肌肉萎缩、软组织挛缩,引起关节活动受限、无力感。早期仅表现为关节活动不灵活,之后关节活动范围逐渐减小,活动明显受限。

(5)骨摩擦音:随着疾病的进展,在疾病晚期关节活动时可听到骨摩擦音。

另外,骨关节炎的发病部位不同,临床表现也不完全相同。

(1)手:手的指间关节、第一腕掌关节容易发病,尤其是远端指间关节,疾病早期常有僵硬感,活动后好转,后渐渐出现疼痛,进一步可发展至畸形。

(2)膝:膝关节骨关节炎常表现为上下楼梯时膝盖疼痛明显,尤其是下楼梯,呈单侧或双侧交替出现,平地行走时可出现关节交锁即我们常说的关节"卡住"。膝关节较其他关节更容易发生滑膜炎和关节肿胀,疾病晚期可出现股四头肌萎缩、肌力下降,导致膝关节不稳进一步加重。

(3)髋:髋关节骨关节炎常表现为隐痛,可伴有跛行。疼痛部位在大转子部、臀部外侧或腹股沟区,也可放射至膝。在早晨起床时或者关节不活动以后,常常出现关节僵硬。病情加重时,髋关节活动受影响,内旋和伸直活动受限,常常表现为拖曳步态,患肢常表现出明显的功能性短缩,髋关节活动受限导致坐下或者由坐位起立时困难。

(4)脊柱:脊柱椎体、椎间盘、骨突关节的退行性病变引起颈椎、腰椎椎体的病变。局部出现疼痛、僵硬。少数严重者因椎体边缘的唇样增生和骨赘压迫局部神经根、脊髓或局部血管而出现各种放射性痛或神经系统症状。

(5)足:足的第一趾关节是骨关节炎发生的常见部位,由穿紧足鞋和反复外伤等因素导致,表现为局部疼痛、骨性肥大和跗外翻。

所以,当出现关节疼痛、肿胀、活动受限等症状时,应主动就医,在疾病初期症状比较轻微时,经系统检查明确诊断,确定治疗方案,了解今后注意事项,以减慢疾病发展进程,进一步提高生活质量。

二、需要做哪些检查?

对于骨关节炎的诊断,除了要依据病史及相应的临床表现,还需要进行相关的检查。常需要进行X线检查,通过该检查可以发现受累关节非对称性关节间隙变窄,软骨下骨硬化和(或)囊性变,关节边缘增生和骨赘形成,或伴有不同程度的关节积液,部分关节内可见游离体或关节变形。

除了X线检查,常规的实验室检查(抽血)也是必要的。实验室检查发现,血常规、蛋白电泳、免疫复合物及血清补体等指标一般在正常范围。伴有滑膜炎的患者可出现C反应蛋白(CRP)和红细胞沉降率(ESR)轻度升高。继发性骨关节炎患者可出现原发病的实验室检查异常。

三、为什么要做这些检查? 检查对治疗预防骨关节炎有什么帮助?

前面提及,骨关节炎可分为原发性和继发性两类。原发性骨关节炎无明确的全身或局部诱因,而继发性骨关节炎可发生于青壮年,常继发于创伤、炎症、关节不稳定、慢性反复的积累性劳损或先天性疾病等。而原发性骨关节炎和继发性骨关节炎在治疗方式的选择上完全不同,因此在诊断骨关节炎时,必须首先明确是原发性还是继发性。

常规的实验室检查和X线检查对于明确诊断尤为重要。例如:原发性骨关节炎的实验室检查结果中,血常规、蛋白电泳、免疫复合物及血清补体等指标一般在正常范围;但如果为感染性骨关节炎,血常规、CRP、ESR等结果均会异常,X线也可见关节局部脱钙、侵蚀等;如为痛风性关节炎,实验室检查结果可见尿酸这一指标明显增高;如为类风湿关节炎,则血清类风湿因子(RF)、抗环瓜氨酸肽(CCP)抗体、ESR等指标异常;如为强直性脊柱炎,则HLA-B27指标异常;等等。

所以,鉴于疾病诊断的重要性,有针对性的实验室检查和影像学检查对于骨关节炎的诊断具有不可或缺的作用,患者应遵从医嘱完善相关检查。

第四节 骨关节炎的常见治疗方式

一、骨关节炎的治疗方式有哪些?

目前,骨关节炎尚缺乏治愈的手段。总体的治疗目标为减轻或消除疼痛,矫正畸形,改善或恢复关节功能,提高生活质量,同时尽可能地减少治疗的毒副作用。

围绕着这个目标,我们通常会遵循非药物治疗与药物治疗相结合,必要时施以手术的治疗原则。骨关节炎的治疗应个体化,结合患者自身情况如年龄、性别、体重、自身危险因素、病变部位及程度等,选择合适的治疗方案。

(一)非药物治疗

非药物治疗是药物治疗及手术治疗等的基础。对于初次就诊且症状不重的骨关节炎患者,非药物治疗是首选的治疗方式,目的是减轻疼痛、改善功能,使患者能够很好地认识疾病的性质和预后。

1.健康教育

有研究表明,骨关节炎最终的治疗结果很大程度上取决于医生对患者的健康教育和动员,要想治疗成功需要患者的积极参与。患者应该对骨关节炎这种疾病有所了解,这样就会知道能够从治疗中得到哪些合理的期待。同时,健康教育的对象还应包括患者的家人、朋友或其他护理人员,要让他们清楚地了解患者理应避免的活动,协助患者一起对疾病进行早期干预。

健康教育的内容主要为自我行为疗法,包括指导患者减少不合理的运动,适量活动,避免不良姿势,避免长时间跑、跳、蹲,减少或避免爬楼梯等,避免关节长时间暴露于阴冷潮湿或冷风环境中,体重过大的应选择合适的方式减重以减轻关节的负担,可以进行适度的有氧锻炼(如游泳、骑自行车等)。此外,对于有明显关节活动障碍的患者,应指导其进行关节功能训练

(如膝关节在非负重位下屈伸活动,以保持关节最大的活动度),对于骨关节炎患者,尤其是膝关节骨关节炎、髋关节骨关节炎患者,应进行适当的肌力训练以维持下肢肌肉力量,从而保证下肢的稳定性。

2.康复治疗

康复治疗范围广,包含物理因子治疗、作业治疗、康复辅具使用、能量节约技术、传统医学康复疗法等,通常各种康复治疗方法综合应用后的效果更显著。

(二)药物治疗

非药物治疗无效的情形下,可根据关节疼痛情况选择药物治疗。药物治疗又分为局部药物治疗和全身药物治疗。

1.局部药物治疗

对于手和膝关节骨关节炎,在采用全身药物治疗前,建议首先选择局部药物治疗。局部药物治疗可使用非甾体抗炎药(NSAIDs)的乳胶剂、膏剂、贴剂和非NSAIDs搽剂(辣椒碱等)。局部外用药可以有效缓解关节轻中度疼痛,且不良反应轻微。对于中重度疼痛可联合使用局部药物与口服NSAIDs。

2.全身镇痛药物治疗

一般选用对乙酰氨基酚治疗骨关节炎,每日最大剂量不超过4克。而对于采用对乙酰氨基酚治疗效果不佳的骨关节炎患者,在评估患者胃肠道、肝、肾、心血管疾病风险后,可根据具体情况使用NSAIDs,常用的药物有布洛芬、洛索洛芬、吲哚美辛等。如果患者胃肠道不良反应的危险性较高,推荐采用环氧化酶(Cox-2)抑制剂,如塞来昔布、依托考昔。NSAIDs治疗无效或不耐受的患者,可使用曲马多、阿片类镇痛剂,或对乙酰氨基酚与阿片类的复方制剂。

3.软骨保护剂治疗

硫酸氨基葡萄糖是第一个被认为可改变骨关节炎病情的药物,既能抗炎止痛,又能延缓骨关节炎发展。目前,硫酸氨基葡萄糖或其与硫酸软骨素的合剂已成为大众食品补充剂。

4.关节腔内注射

如口服药物治疗效果不显著,可采用联合关节腔注射透明质酸钠类黏弹性补充剂。而对NSAIDs药物治疗4~6周无效的严重骨关节炎患者,或不能耐受NSAIDs药物治疗、持续疼痛、炎症明显的患者,可行关节腔内注射糖皮质激素。但若长期使用,可加剧关节软骨损害,加重症状。因此,不主张随意选用关节腔内注射糖皮质激素,更反对多次反复使用,一般每年最多4次。

(三)手术治疗

骨关节炎患者通过保守治疗无效或病情较重的,可考虑手术治疗。手术方式有很多,如游离体摘除术、关节清理术、截骨术、关节融合术、关节成形术(人工关节置换术)等。随着医疗技术的发展,关节镜手术发展日趋成熟,根据患者的病情严重程度,医生将采取不同的手术方式。近些年,外科手术的内容被拓展,对单独的软骨损伤,应用到软骨移植技术的治疗方式也常常被采用,如骨软骨移植、人工软骨基质和生长因子及半月板移植等新的治疗技术陆续进入临床实用。

二、如果不进行治疗会有什么严重的后果?

骨关节炎起病缓慢,初期常常症状较轻,中后期症状较重,并出现不可逆的改变。因此,骨关节炎应本着早发现、早诊断、早治疗的原则,在疾病初期即进行诊断和治疗,以减轻患者痛苦。如果不及时就医进行治疗,一是可能增加患者的痛苦,拖长疾病的病程;二是本来可以采用保守治疗却因为拖延寻致病情加重而必须进行手术治疗,增加了治疗的难度;三是延迟治疗可能会导致疾病出现不可逆转的改变。例如,单侧下肢的骨关节炎会导致生物力线的改变,并可能进一步影响到对侧下肢或骨盆甚至导致脊柱的变化,一旦引起了全身的生物力学改变,将需要纠正姿势,治疗部位更多,治疗难度更大。因此,根据前面讲述的自觉症状,患者在出现关节肿痛、晨僵、无力感等症状时,应及时就医,明确诊断,尽早治疗。

三、骨关节炎需要进行康复治疗吗？常用康复治疗方法有哪些？

骨关节炎的非药物治疗方式中，康复治疗是常用的治疗方式。不仅是因为其非侵入性、没有毒副作用、无明显痛感的优势，更是因为其有明确的消炎、镇痛、促进血液循环、改善关节功能、提高生活能力等作用。康复治疗的方法有很多种，具体介绍如下。

（一）物理因子治疗

物理因子治疗包含声、光、电、磁、热、冷等疗法，是骨关节炎的主要康复治疗手段，可以通过各种治疗机制改善骨关节炎患者的肿、痛、僵等不适。其中，电疗法、超声波疗法、光疗法、磁疗法均是骨关节炎物理因子治疗方法中最为常用的治疗手段。

1.电疗法

电疗法在临床中应用较多的有高频、中频、低频电疗法。顾名思义，高频电疗法是指应用高频率（≥100 000赫兹）电流的治疗方法。相较于低频、中频电流，高频电流的作用深度较大，可达骨组织，有明显的热效应，故可起到改善血液循环、消炎消肿、降低肌张力等作用，临床上常用的高频电疗法有微波疗法、短波疗法、超短波疗法等。而应用频率低于1 000赫兹的低频脉冲电流和频率在1 001~100 000赫兹的中频脉冲电流治疗疾病的方法统称为电刺激疗法，其不能通过电阻高的骨组织，作用较浅，主要作用于皮肤、皮下组织和肌肉，骨关节炎的治疗中常常应用低频、中频电流的镇痛作用来缓解局部疼痛。

2.超声波疗法

超声波是一种机械弹性振动波，作用于人体时产生对细胞的"微细按摩"作用，所以超声波疗法有松解组织粘连、软化瘢痕的重要作用。在骨关节炎的治疗中常常用于改善明显的关节粘连、活动受限等症状。

3.光疗法

光疗法包含可见光、红外线、紫外线、激光等多种治疗方法，主要通过局部照射后,温度上升,毛细血管扩张,血液循环加快,起到解痉、消炎、消肿、镇痛、促进伤口愈合的作用。

4.磁疗法

磁疗法是以磁场作用于人体来治疗疾病的方法。磁场影响人体电流分布、荷电微粒的运动、膜系统的通透性和生物高分子的磁矩取向等,使组织细胞的生理、生化过程改变,产生镇痛、消肿、促进血液及淋巴循环等作用。

(二)放散状体外冲击波治疗

放散状体外冲击波治疗是近些年的研究热点,也是康复治疗的新手段之一,如图1-4所示。它通过振动、高速运动导致介质极度压缩而聚焦产生具有力学特性的声波,引起介质的压强、温度、密度等物理性质发生跳跃式改变,具有消炎、镇痛、松解、促进组织再生的作用,是治疗肌骨疾病的一种有效手段。

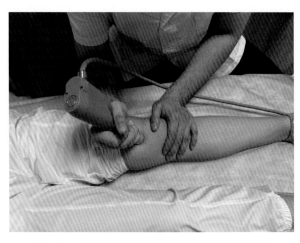

图1-4 放散状体外冲击波治疗膝关节骨关节炎

(三)运动疗法

运动疗法是应用治疗性运动以保持、重新获得功能或防止继发性丧失功能的重要治疗手段。在骨关节炎患者的治疗中,运动疗法能够增强肌力、恢复关节活动度。主要方法有以下几种:

(1)恢复关节活动度的方法:包括主动运动、被动运动、助力运动、关节功能牵引法、持续被动运动、关节松动术及各种专用器械治疗。在进行恢复关节活动范围的治疗时，不应采用粗暴方法，希望通过撕断粘连组织取得即刻的活动范围的恢复是不恰当的。因为撕断粘连组织即产生新的创伤，会重新产生充血、水肿反应，反而可能加重粘连，使功能恢复更为困难。

（2）增强肌肉力量、耐力的方法：包括等张练习、等张延伸练习、等长练习。增强肌肉力量和耐力的训练方法大体一致，区别在于耐力训练需降低负荷，增加重复次数。值得一提的是，进行增强肌肉力量的训练时应正确掌握运动量与训练节奏，遵循疲劳和超量恢复的原理，每次练习应引起适度的肌肉疲劳，然后经充分的歇息后才再次投入训练中。同时，应注意须在无痛范围内练习，运动中发生疼痛应被视为引起或加重损伤的警告信号，要尽量避免。

在康复治疗中常用的针对膝关节周围肌肉力量训练的方法有：

（1）股四头肌等长收缩运动：仰卧、膝关节伸展位，有意识地用股四头肌向近心端牵拉髌骨同时腘窝向下压床面，如图1-5所示。可通过髌骨是否向近心端移动、肌腹是否隆起或变硬来判断有无肌收缩。开始时缓慢收缩，收缩完全后用尽全力，保持5秒，然后放松。

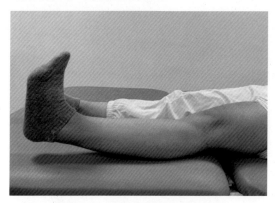

图1-5　股四头肌等长收缩运动

（2）仰卧位的直腿抬高运动：仰卧、膝关节伸展位，对侧膝关节屈曲90°，首先踝关节背屈，然后整个下肢有意识地向膝部用力，同时直腿抬高至对侧膝关节水平，在空中保持5秒，落下后放松，如图1-6所示。直到能很轻松地完成直腿抬高时,开始踝部挂重锤练习(在家训练时可用米或沙子做成0.5千克的袋子数个),起始用0.5千克,以后以0.5千克逐渐增加、挂重锤时直腿抬高至对侧膝关节的一半高度,其余同上,最大可加至2.0千克。

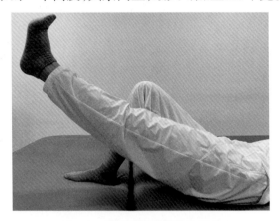

图1-6　仰卧位的直腿抬高运动

　　(3)侧卧位的髋关节外展运动:侧卧、膝关节伸展位,做髋关节外展运动,在空中保持与身体平行5秒,然后放下,反复数次,如图1-7所示。此运动不仅可以强化大腿外侧的肌群,同时也强化了臀中肌和臀大肌。

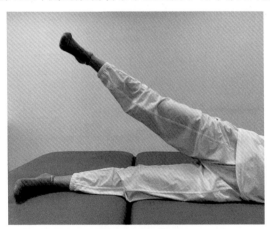

图1-7　侧卧位的髋关节外展运动

　　(4)仰卧位的膝关节内收运动:仰卧、膝关节外展位,选择一条合适磅数的弹力带,在膝关节位置穿过一侧大腿,另一头可绑在床尾固定,用力将大腿向内收,尽量靠近中立位,保持5秒,然后放松,反复数次,如图1-8所示。此方法可强化股内侧肌和大腿内侧肌群肌力。

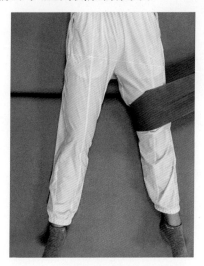

图1-8 仰卧位的膝关节内收运动

(5)俯卧位的下肢抬高运动:俯卧、膝关节伸展位,髋关节后伸,在空中保持5秒,然后放下,如图1-9所示。此运动不仅可强化大腿后侧的肌群,同时也可以强化腰背肌以预防腰痛。

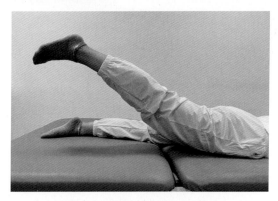

图1-9 俯卧位的下肢抬高运动

(6)双桥运动:仰卧位,双足踩在床面上,用背部和双足支撑,尽力抬起腰部和臀部,如图1-10所示。此动作可增强大腿后部肌群和腰部肌群肌力。

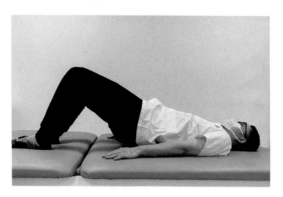

图1-10 双桥运动

(四)康复辅具使用

在骨关节炎的治疗中,我们常用到的康复辅具即矫形器,它是用于改变神经肌肉和骨骼系统的功能特性或结构的体外装置,是康复治疗中非常重要的工具。其具有稳定和支持、固定和保护、预防矫正畸形、减轻轴向承重等作用。随着现代材料学、生物力学、3D打印技术的发展,矫形器的开发、制作、装配都有了很大进步。按照部位的不同,矫形器常被分为上肢矫形器、下肢矫形器和脊柱矫形器。骨关节炎的治疗中常常用到的为膝关节矫形器。早期膝关节骨关节炎通常累及单侧间室,其中以内侧间室最为常见,其发病率是外侧间室的10倍左右。临床上根据三点受力原理,应用三点力式膝关节矫形器,减小相应间室的负载,减轻患者疼痛、改善患膝功能并增加膝关节稳定性。

(五)传统医学康复疗法

传统医学康复疗法即我们平时所说的中医治疗,包含练功、针灸、手法、针刀及中草药治疗等。传统康复在我国历史悠久,积累了非常丰富的宝贵经验,治疗效果显著,也是目前我国主要的康复治疗手段之一。医疗练功是指在医生指导下练习直腿抬高、慢跑、骑车、游泳、打太极拳、练八段锦等。针灸则包括毫针针刺、刺络拔罐、温针、艾灸等。一般采用局部取穴和循经取穴相结合的方法。常用穴位包括血海、膝眼、委中、阳陵泉、阴陵泉、梁丘、足三里等,配穴一般有阿是穴及痛处所属经脉络穴。手法治疗为中医学传统而有效的治疗方法。它通过放松软组织、松解粘连、缓解痉挛,起到疏通气血、改善局部血液循环、促进软骨的新陈代谢和炎性物质吸收的作用。采用揉、按、拿、捏手法,解除软组织紧张与痉挛;采用点穴手法,减轻疼痛;采用推拿、揉按、旋转手法,增加髌骨活动度;采用捶法、压法、叩击法,消除膝关节肿胀;采用牵引法,增加膝关节活动。小针刀疗法应用较为广泛,一般效果显著,可在髌上囊、髌下脂肪垫、内膝眼、外膝眼、胫侧副韧带、髂胫束、鹅足囊等膝关节周围部位实施。传统康复治疗还包含口服中药,需依据患者体质进行辨证论治,对症下药,建议患者在医生的指导下服用,不得自行购买服用。

四、自行在家锻炼可以替代康复治疗吗?

康复治疗是一种综合疗法,就诊时,康复医生对患者进行综合评估,不仅仅为对患处的评估,还会了解患者的生活和工作习惯、评估机体生物力学变化情况,根据患者疾病的严重程度开出康复处方,并随时观察患者治疗中的耐受程度,根据患者病情变化情况及时调整康复处方,调整康复治疗的强度和频率。而自行在家锻炼,一是缺乏综合系统的评估,缺少科学的指导,二是无法准确掌握锻炼的强度和频率,一味盲目地自行锻炼可能会导致关节炎加重甚至引起其他损伤。因此,自行在家锻炼是无法替代康复治疗的。

第五节　骨关节炎的预防保健

一、骨关节炎患者平时应该注意什么?

(一)了解关节保护方法

日常生活中,我们首先应注意避免或尽量减少登山、上下楼梯、深蹲、跳跃这样的动作,以保护下肢关节;注意避免关节长时间保持在同一位置,如书写、编织、打字等,应不时停下来休息、舒展一下手部各关节;同时建议尽量利用较大和有力的关节,以减低小关节所受的压力;应避免关节长期处于变形位置、使用不自然的动作,如手腕或手指向尾指方向屈曲的动作;在具备条件时,应减少工作和生活中关节的过度使用,如用长柄工具以减少弯身、爬高、蹲低,或用手推车搬移重物以保护关节,减轻关节承受的负担。

(二)注意关节的局部保暖

预防骨关节炎要严防寒风潮湿侵袭,尤其炎热夏季长期处于空调房中,游泳或洗澡后身体未及时擦干,关节局部易受冷气吹袭,导致气血凝滞,诱发关节炎。

(三)选择科学的锻炼方式

跑步已成为时下一种新的运动潮流。但从预防骨关节炎发生的角度出发,不推荐将跑步作为首选锻炼方式。因为长跑过程中,膝关节软骨承受的压力很大,久而久之,更容易出现关节软骨磨损、退变,慢慢就会出现一些膝关节炎的疼痛不适等症状。推荐选择一些全身有氧训练,如游泳、骑行等,但前提是综合评估自身实力之后采用循序渐进的方法逐渐增加训练的强度,并保证每次锻炼前的充分热身和锻炼后的充分拉伸。另外,关节周围的肌肉是关节的重要保护者,如强有力的股四头肌对膝关节具有很好的保护作用,因此对关节周围的肌肉进行力量训练也是预防关节炎发生的一种方法。但要注意,肌肉力量训练须在专业人士指导下采用科学合理的训练方法,才能行之有效,避免受伤。

(四)控制体重

对于肥胖的人来说,为了减少关节的负荷,建议减轻体重。

(五)合理膳食

有研究表明,维生素D和维生素C有助于阻止关节炎的进一步发展,因此预防骨关节炎,应该多吃富含维生素的蔬菜和水果,同时增加含钙食物的摄入,并适当地多晒太阳。

二、吃"药"能起到预防作用吗?

骨关节炎是由关节软骨的退化引起的,因此采用软骨保护剂能对骨关节炎起到预防作用。前文已经提到,硫酸氨基葡萄糖是第一种被认为能改变骨关节炎病情的药物,其既能抗炎止痛,又能延缓骨关节炎发展,可以推荐预防使用。

三、骨关节炎患者健康生活行为知识要点

(1)避免或尽量减少登山、上下楼梯、深蹲、跳跃。

(2)避免关节长时间保持在固定姿势。

(3)避免关节长期处于变形位置、使用不自然的动作。

(4)避免关节受凉,尤其是夏天在空调房间内或冷气充足的公共场所。

(5)避免关节外伤。

(6)合理利用工具减少工作和生活中关节的过度使用。

(7)坚持合理膳食,控制体重。

(8)坚持锻炼:推荐游泳和在游泳池内行走,推荐练习八段锦和太极拳等传统运动。

(9)出现关节肿痛不适时及时就诊。

第二章　颈　椎　病

第一节　颈椎病的概念

　　颈椎病是指颈椎间盘退行性改变及其继发的相邻结构病理改变（如颈椎骨质增生、颈项韧带钙化、生理曲度变化等），导致周围软组织和椎体受力失调，刺激或压迫颈部神经、脊髓、血管而引起的一系列症状和体征的综合征。

　　理解这个概念，先要认识颈椎间盘。颈椎间盘是颈椎椎体之间的盘状组织，从第2颈椎开始至第7颈椎之间共有5节椎间盘。正常的椎间盘内含有髓核，髓核是立体网状胶样组织，成年人髓核占整个椎间盘体积的50%~60%，髓核内含有大量的水分（75%~90%）。颈椎间盘随年龄增长会发生退变，表现为组织的变性和髓核水分的丢失，其吸收和传导应力的作用随之降低。髓核周围的纤维环会因为退化而发生破裂，髓核可以从破裂的纤维环处突出，继而压迫颈椎的脊髓（中枢神经的一部分）、神经根（周围神经的一部分）或者血管，如图2-1~图2-3所示。

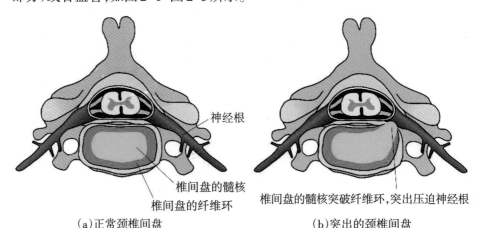

（a）正常颈椎间盘

（b）突出的颈椎间盘

图2-1　正常颈椎椎间盘和突出的颈椎椎间盘

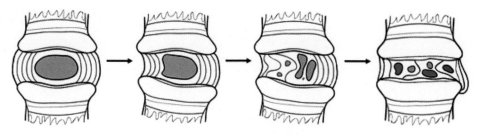

图2-2　椎间盘退变过程示意图

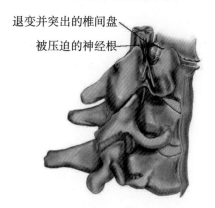

退变并突出的椎间盘
被压迫的神经根

图2-3　椎间盘退变后突出压迫颈椎神经根模型图

颈椎病根据临床症状和发病机制,可以分为颈型颈椎病、神经根型颈椎病、脊髓型颈椎病、椎动脉型颈椎病、交感神经型颈椎病和混合型颈椎病。其中,最常见的是颈型颈椎病和神经根型颈椎病,最严重的是脊髓型颈椎病。

诊断颈椎病时需要特别注意临床症状和影像学表现相结合,仅在影像学检查中发现颈椎退行性改变而无颈椎病临床症状者,不应诊断为颈椎病。具有典型颈椎病临床表现,而影像学所见正常者,应注意排除其他疾患。

第二节　颈椎病的常见病因

一、为什么会发生颈椎病?

颈椎病的发生是内源性原因和外源性原因共同作用的结果。内源性原因是指随年龄增长,颈椎间盘、椎体的骨性结构、韧带发生退化;外源性原因是指患者进行的各项日常活动(如长时间伏案工作)或者外伤对颈椎结构造成的不良影响(如曲度变直、韧带钙化)。内源性原因是病理基础,外源性原因是加重和诱发因素。

(一)内源性原因

常见的内源性原因包括年龄、遗传、发育、骨代谢等因素。

1.年龄因素

人体的骨骼肌肉在超过30岁后会逐渐退化,表现为骨质丢失、椎间盘水分丢失、肌肉量的减少和肌力的降低。骨质丢失会导致骨质疏松,进而发生颈椎椎体变形;椎间盘水分丢失会导致纤维环张力下降,进而容易发生椎间盘突出或脱出,颈椎的曲度常常也会发生变化;肌肉量的减少和肌力的降低会导致外在的负荷更多地转移至椎体,进而加速颈椎骨的退化。虽然超过45岁者颈椎病的发病率更高,但是颈椎病患者整体正呈现年轻化的趋势。甚至有调查表明,目前青春期少儿的脊柱不健康率已经超过60%,这一点值得警惕,不能认为颈椎病是中老年人的"专利",而忽视了青少年颈椎的健康养护。

2.遗传因素

不少研究都证实,椎间盘的结构和力学性能会受基因遗传的影响,目前虽然缺乏大样本的人体研究证据,但是很多临床病例都反映出基因遗传在颈椎病发生过程中的重要作用。这一领域的进一步研究也将为未来基因疗法奠定基础。

3.发育因素

人体发育虽然与遗传密切相关,但是也受外来因素的影响。在青春期,外来因素的持续作用将可导致颈椎快速发生退化或韧带钙化,致使颈椎可能会偏离原来的发育轨道,朝着另外一个异常的方向进展,在椎间盘并无异常的情况下,出现斜颈、颈椎侧弯、颈椎变直或后凸等情况。

4.骨代谢因素

在发生影响骨代谢的疾病后,尤其是骨流失增加后,人们观察到颈椎退化会明显加快,骨小梁变得疏松导致椎体加速变形,而椎体边缘因为受力更大,反而会反应性增生,导致既有骨质增生又有骨质疏松的现象。这些都会增加颈椎病发病的概率。

(二)外源性原因

常见的外源性原因包括以下四部分。

1.不当的工作和生活姿势

在我们低头伏案工作,或者低头玩手机时,颈后部肌肉处于牵伸状态,而颈前部肌肉处于收缩状态,长此以往,必然会导致肌肉的慢性劳损,颈椎曲度也会变直,继而椎间盘也会承担更大的压力而加速退变,如图2-4所示。持续的椎间盘退变会逐渐形成椎间盘突出,从而压迫神经根或者脊髓。颈椎曲度变直也会减小椎管容积,容易导致神经根和脊髓的压迫,以及椎动脉的迂曲,从而产生相应的症状。

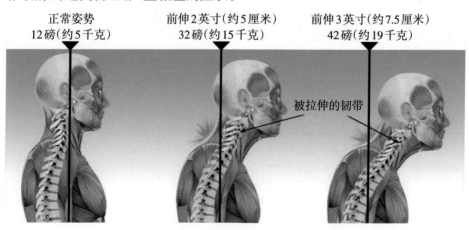

正常姿势　　　　　前伸2英寸(约5厘米)　　　前伸3英寸(约7.5厘米)
12磅(约5千克)　　32磅(约15千克)　　　　42磅(约19千克)

被拉伸的韧带

图2-4　头前伸时椎间盘受到的压力比较

2.过度的颈部活动或锻炼

适当的颈部锻炼是有利于健康的,但是超过可耐受量的活动会加速颈椎退变。

3.颈部外伤

颈椎退变一般是缓慢形成的,多数在突破某一界限之前都没有症状,但是颈部外伤会使颈椎的肌肉和骨骼结构突然发生变化,快速突破这一界限,从而产生症状。

4.不良的睡眠体位或受凉

长期不良睡姿或使用不当的枕具(枕头过高、过低,或者枕的部位不适当),均易导致颈椎病,如图2-5所示。这些不良习惯不仅影响睡眠质量,还会增加颈部肌肉的负担,所受张力大的一侧尤其容易疲劳。颈椎旁软组织和椎体的受力失衡,可逐渐引起颈后部肌肉张力及弹性下降。若不及时正确地予以调整,长此以往会产生不同程度的肌肉劳损甚至颈部骨骼变形。受凉也是颈椎病发病的常见诱因,因为颈部受凉后会使血液循环减慢,导致颈部肌肉劳损产生的代谢物集聚,从而产生症状。

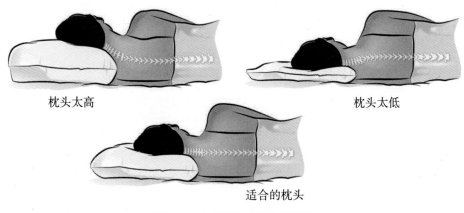

枕头太高　　　　　　　　　　　　　　　　　枕头太低

适合的枕头

图2-5　枕头高低对颈椎的影响

二、哪些是好发人群?

从以上内容可以看出,虽然颈椎病有年轻化的趋势,但是好发人群主要还是中老年人群,其中45~60岁、久坐、睡眠不足、过于肥胖、枕头过高者尤为易发。颈椎病的另一部分好发人群是头颈经常朝向某个固定方向转动,或者需要从事反复向固定方向转头,或长时间伏案工作(学习)的群体,主要包括办公室工作人员、IT行业人员、司机、医生护士、教师、学生、物流配送员等。颈椎病还有一部分好发人群是患有颈椎先天性畸形者或有头颈部外伤史的人群。

第三节　颈椎病的常见临床表现

一、颈椎病有哪些自觉症状？出现什么症状要去看医生？

每一型颈椎病的症状各有特点，分别如下：

(1)颈型颈椎病常有单侧或者双侧颈肩上背部酸胀疼痛，颈部板滞感，部分患者可能出现颈部前屈、侧屈或转头活动受限。

(2)神经根型颈椎病常有一侧颈肩部疼痛，同时伴有上臂、前臂和手部放射痛、麻木，甚者可出现上肢无力感。

(3)脊髓型颈椎病以四肢无力、麻木为主，自觉行走有"踩棉花"感，严重者可导致四肢瘫。

(4)椎动脉型颈椎病以椎动脉受压产生的症状为主，表现为头痛、头晕、耳鸣、恶心、呕吐、记忆力减退，血压短暂升高。头晕一般与颈部活动有关，可频繁发生，头晕时可出现无力摔倒。

(5)交感神经型颈椎病以交感神经兴奋症状为主，表现为心跳加速、心烦意乱、胸闷、口干、出汗，也可出现头痛、眼干、腹胀等症状。

(6)混合型颈椎病是上述两个及两个以上类型合并产生的一系列症状。

上述症状看上去错综复杂，对于患者来说，只要记住，出现颈肩部疼痛、上肢放射痛、头晕、手麻、无力等几个核心症状时就应该及时就医。

二、需要做哪些检查？

一般怀疑为颈型颈椎病时，只需要进行颈椎正侧位X线检查；怀疑为神经根型颈椎病时，推荐进行颈椎MRI检查和上肢肌电图检查；怀疑为脊髓型颈椎病时，推荐进行MRI检查。椎动脉型颈椎病和交感神经型颈椎病有时以症状判断为主,进行颈椎正侧位、斜位、张口位X线片、颈椎三维CT、颈椎MRI、颈部动脉超声和颅内多普勒血流图(TCD)有时能发现椎动脉受压和交感神经受刺激的证据。因为颈椎病的发病机制一般与血液成分无关,所以颈椎病常规不需要抽血化验。

三、为什么要做这些检查? 检查对治疗预防颈椎病有什么帮助?

对颈椎病患者进行检查的目的是排除其他疾病、确诊颈椎病和明确疾病的严重程度。颈椎正侧位X线片可以观察到颈椎畸形、颈椎曲度、颈椎失稳、椎间隙狭窄、韧带钙化、骨质增生等信息,有利于了解颈椎退变的程度,从而初步评估颈椎劳损的程度。颈椎CT对判断椎管内钙化、寰枢椎半脱位、颈椎滑脱具有很高的价值。颈椎MRI常用来观察椎间盘退变和突出的程度,从而可以判断神经根受压程度,对选择手术治疗还是保守治疗具有重要意义,同时MRI对于鉴别椎管内肿瘤也比较直观,如图2-6所示。肌电图检查可以测量神经的反射和传导速度,根据这些信息,就可以鉴别麻木是来源于颈椎神经根,还是周围神经卡压(如肘管综合征和腕管综合征),如图2-7所示。

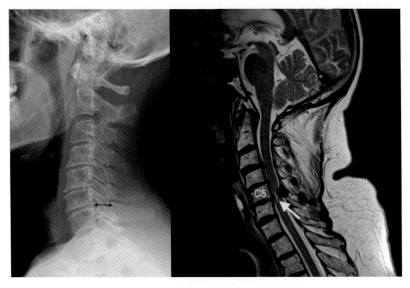

图2-6　颈椎X线检查和颈椎MRI检查

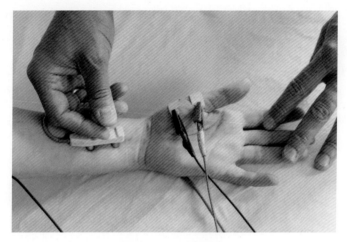

图2-7　肌电图检查

第四节　颈椎病的常见治疗方式

一、颈椎病的治疗方式有哪些?

颈椎病的治疗方式一般可分为保守治疗和手术治疗两大类,大部分患者采取保守治疗。

(一)保守治疗

保守治疗又可分为药物治疗和非药物治疗。

(1)药物治疗:一般口服和外用非甾体抗炎药和活血止痛类中成药。口服的非甾体抗炎药有双氯芬酸钠缓释片、布洛芬、吲哚美辛等,外用的有氟比洛芬贴膏等。对于胃肠道有不适的老年人,推荐采用环氧化酶2(Cox-2)抑制剂,如塞来昔布、依托考昔等。口服的活血止痛类中成药有颈舒颗粒、芪蠲丸等,外用的有消痛贴膏、代温灸膏等。药物治疗还包括局部神经阻滞治疗,通过局部注射神经营养药物、利多卡因和糖皮质激素来改善神经压迫产生的疼痛和麻木症状。

（2）非药物治疗：包括改变生活方式、物理因子治疗和中医理疗等。改变生活方式具体见预防保健部分。物理因子治疗包括牵引、电疗、光疗、磁疗、热疗，其中电疗又分为低频电疗、中频电疗和高频电疗。非药物治疗还包括中医理疗，如针灸、推拿、拔罐、药熏和小针刀治疗。各种非药物治疗措施具有自己特有的机制和优势，临床治疗时常常综合采用几种措施进行治疗。

（二）手术

根据患者的颈椎病的病情不同，手术方法有非常多的选择。手术目的主要是减压、融合和固定。一般来说，根据患者的分型选择不同的手术方法。对于单节段或者早期的颈椎间盘突出压迫脊髓，可以采用颈椎前路手术进行减压融合，甚至可以采用颈椎间盘置换术，如图2-8所示。对于长节段、多节段的颈椎的压迫，可以采用颈椎后路的椎管减压术。对于颈椎的不稳定，可以采用颈椎的减压融合固定术。目前还有很多微创手术方式，能够通过微创的方法将神经根的压迫或脊髓的压迫解除掉，也是一种很好的方法。微创手术方式包括臭氧髓核消融术、激光减压术或者是椎间孔镜手术等。

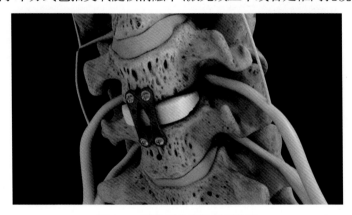

图2-8 颈椎间盘置换术示意图

二、如果不进行治疗会有什么严重的后果？

总体来说，颈椎病应该早发现、早干预和早治疗。不少患者由于各种原因耽误治疗时，病情可能会加重，一方面会加重患者痛苦，如疼痛和麻木范围增大,头痛和颈痛程度加重,从麻木变为无力,另一方面会加大治疗的难度。也就是说,不少患者起病时可以选择保守治疗,但因为延迟治疗,后期治疗所需的时间会增加,还有可能从本可以保守治疗变成必须手术治疗。因此,患者出现颈痛、背痛、头痛、上肢麻木等症状时,应及早就诊、明确诊断、及早治疗。

三、颈椎病需要进行康复治疗吗? 常用康复治疗方法有哪些?

在颈椎病的保守治疗中,康复治疗占有重要的地位。考虑到口服药物的不良反应,往往把康复治疗放在药物治疗之前。康复治疗的方式有很多种,具体方法介绍如下。

(一)物理因子治疗

物理因子治疗是指采用声、光、电、磁、热、冷等方法进行的治疗,是颈椎病康复治疗的主要方法,可以减轻颈椎病患者的板滞、疼痛等症状。目前,物理因子治疗中电疗最常用,包括高频电疗、中频电疗和低频电疗等。经皮神经电刺激(TENS)可通过特定的低频脉冲电流刺激皮肤感觉纤维,进而缓解疼痛,推荐等级高于其他电疗,如图2-9所示。光疗中的低强度激光、高强度激光、红外线,声疗中的超声波,磁疗中的磁热疗法,热疗中的泥疗、蜡疗及冷疗,都可以在颈椎病的适当时候使用。

各种治疗方法疗效的比较是当前研究的热点。高强度激光与运动疗法相结合治疗颈椎病,可使患者的颈部活动度、颈椎功能障碍指数及疼痛有明显的改善,效果优于单用运动疗法或运动疗法、功能性电刺激及超声波治疗三者联合。低强度激光联合非甾体抗炎药的疗效比单用非甾体抗炎药的疗效更好。牵引对颈椎病有较好的疗效,尤以对神经根型颈椎病的疗效最佳,如图2-10所示。当前关于牵引的疗效研究存在矛盾,牵引后短期内的颈椎功能障碍指数改善明显,但长期疗效的相关研究较少,且单用牵引治疗的证据等级偏低,大多为牵引联用其他疗法。牵引角度、牵引重量及牵引时间为牵引的三大要素,关于牵引重量,体重7%的拉力可使颈椎间隙分开,体重

10%的拉力不良反应最小,治疗效果优于体重7.5%或15%的拉力,但牵引力量不宜过大,超过15千克的牵引力可能会加重颈部疼痛。

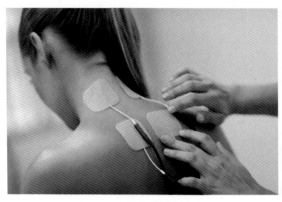

图2-9　颈部TENS治疗

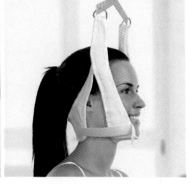

图2-10　颈椎牵引

(二)运动治疗

对于各型颈椎病症状缓解期及术后恢复期的患者,建议进行运动治疗。颈椎病的严重程度不同,所采用的运动治疗方法也不同,需要医师进行详细评估后明确合适的运动疗法。Thera-Band训练带用颜色区分训练难度,进行渐进式抗阻训练以改善颈部肌肉力量,如图2-11所示,效果显著,可预防和

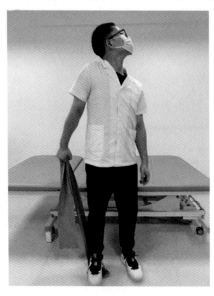

图2-11　颈部肌肉抗阻训练

治疗颈椎病。悬吊训练可在无痛条件下激活脊柱深层肌肉,增强脊柱稳定性,有效减轻疼痛,改善颈部活动度。运动控制模式改变是颈肩疼痛的主要原因,运动控制训练可通过中枢有意识的调控来改善错误的控制模式,缓解颈痛。颈椎病运动疗法有效的标志是疼痛症状减轻,并有向心化趋势,若疼痛加重或出现离心化,则需停止当前运动疗法,并至专业康复医师处就诊。

（三）手法治疗

颈椎病一般采取理筋类手法和旋转类手法治疗。牵引结合手法治疗可以帮助患者尽快缓解疼痛,降低因疼痛带来的生活不便。手法治疗与常规治疗相结合,短期疗效优于常规治疗,但长期疗效无明显差异。常用的简易手法治疗包括颈椎上滑手法、下滑手法、后向前松动术、前向后松动术、枕下放松/抑制分离术等,如图2-12所示。颈椎病的手法治疗必须由专业医务人员进行,应因分型而异,切忌暴力。麦肯基疗法联合神经松动术或本体感觉神经肌肉促进技术治疗神经根型颈椎病,均能有效缓解受压神经支配区域疼痛、麻木症状,加速颈椎功能的恢复。

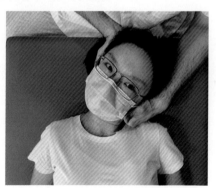

图2-12　颈椎手法治疗

（四）行为治疗

颈椎病患者因慢性疼痛导致心理问题和情感障碍,不利于颈部疼痛的缓解,因此,心理干预必不可少。简单的行为疗法可通过物理治疗师实施,若心理问题较重需转诊到心理门诊,进行多学科综合治疗。短期和长期随访的结果均显示,认知行为疗法在缓解疼痛方面有较好的效果。行为导向型物理治疗和认知行为治疗相结合比常规治疗更能缓解颈痛。

(五)健康教育

颈椎病的发生与生活习惯、姿势异常有关,其预防重于治疗。健康教育及低强度的颈部训练,如颈部保健操等,可明显减少颈椎病的患病率及复发率,瑜伽也被证实可有效改善颈部疼痛,但当前研究的样本量较少,仍需进一步的大样本研究。

(六)中医康复

中医往往采用针刺、推拿、按摩、艾灸、药熏、小针刀等方式来治疗颈椎病。颈椎病的针刺治疗已经被医学界广泛使用并取得了患者的信赖。近年来在颈椎病的针刺治疗中,所用的主要穴位有风池、风府、颈夹脊、百会、足三里、三阴交、太溪、太冲等,配穴有天柱、大椎、太阳、合谷等。推拿治疗是通过推压椎体的棘突、横突,纠正颈椎小关节与椎体的位移,重建脊柱内外平衡,减轻骨刺和突出的椎间盘对神经根的刺激与压迫,从而调和气血、舒经通络,达到解痉止痛的目的。手法治疗一般分为"理筋"和"正骨"两大方面。主要有拔伸法、旋转复位法、扳法、推拿正骨法,并在此基础上衍生出各种复合、混合手法,注重辨证施法及分期、分部位施法。艾灸疗法简称灸法,是指运用点燃的艾绒在体表腧穴或病变部位上进行灼熏、温熨,借灸火的温热刺激及艾叶的药物效能,通过皮肤传达到经络系统,驱动人体的免疫系统功能,作用于全身的病变部位,通过刺激穴位而引起生理、生化、免疫等各方面的变化来调节机体,从而达到防治疾病的一种外治方法。艾灸的温热刺激具有温经散寒、补益阳气的显著功效。小针刀是由金属材料制成的在形状上似针又似刀的一种针灸用具。小针刀治疗是一种介于手术疗法和非手术疗法之间的闭合性松解术。治疗颈椎病时,一般以痛点为主穴,阳明经头痛配合谷、内庭;少阳经头痛配足临泣、风池;太阳经头痛配昆仑、后溪。用直刺法轻轻纵剥1~2次即可,可配合局部推拿以增强疗效。

四、自行在家锻炼可以替代康复治疗吗?

自行在家锻炼是否可以替代康复治疗,取决于颈椎病的分型和严重程度。对于颈型颈椎病、椎动脉型颈椎病、交感神经型颈椎病初期,一般可以通过在家锻炼和日常生活保养来逐渐改善症状。但若处于中后期,在家锻炼往往疗效不佳,需要去正规医院接受治疗。对于神经根型颈椎病和脊髓型颈椎病,一般不建议居家锻炼,因为这两型颈椎病往往是椎体、椎间盘、肌肉、韧带整体失衡到一定程度才会出现的,此时应该到正规医院接受正规的康复治疗,才有可能尽早改善症状,避免症状进一步加重或延误手术时机。

第五节　颈椎病的预防保健

一、颈椎病患者平时应该注意什么?

(一)养成良好的睡姿

不良的睡姿和不合适的枕具会增加颈部肌肉的负担,造成颈部骨骼变形。建议选择略硬些的床垫,这样睡眠时才能保持脊柱的生理弯曲;年轻人可选择高矮适中的保健枕,使颈部中段得到支撑,以恢复颈部正常生理曲度;老年人则以顺应现有曲度为宜。侧卧位时枕头高度要充足,头颈部才不会向下歪曲,避免出现颈肩两侧受力不平衡。"卧如松弓"式的睡姿有利于脊柱自然形成弓形,使人处于舒适体位、全身肌肉容易达到放松状态,既有利于睡眠,又能对颈椎起到很好的保护。

(二)保持正确的坐姿

低头、歪头、斜颈、端肩、前伸等不但容易形成颈椎病,而且对视力也极为不利。坐时保持端正姿势,使案台与座椅相称,半坡式的斜面办公桌较平面桌更有利。使用电脑、手机等电子设备时应平视屏幕,耳朵的垂线经过肩关节平面,最好选用大尺寸屏幕,避免长时间低头造成颈椎损伤,如图2-13所示。

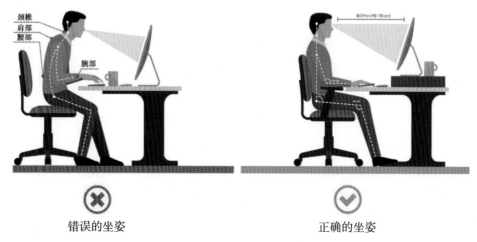

错误的坐姿　　　　　　　　正确的坐姿

图2-13　正确的坐姿

(三)坚持劳逸结合

让颈椎劳逸结合,预防慢性劳损。建议工作、学习每隔1小时起身,放松、休息一下,让颈部左右转动数次,前后点头,幅度宜大,转动轻柔,自觉酸胀为好。

(四)注重饮食健康

颈椎病的病理改变主要是增生、肥大、退行性改变等,应多食富含钙质、蛋白质、维生素等的食物。这些食物有益于骨骼、肌肉、韧带,也可以增强自身抵抗力,使人体不易被病毒侵袭。应尽量少食油腻、油炸食品。

(五)加强肩颈部肌肉锻炼

采用运动疗法锻炼颈椎,增强颈部肌肉的韧性,有利于颈部脊柱的稳定性,增强抗击外力作用的能力。放风筝、打羽毛球等户外运动方式有益于颈部的保健,在不方便户外活动情况下也可以选择颈肩保健操(图2-14)、瑜伽、太极拳、引体向上等适合室内的运动方式。

(六)注意防寒保暖

预防颈椎病要严防寒风、潮湿侵袭,尤其在炎热夏季长期处于空调房

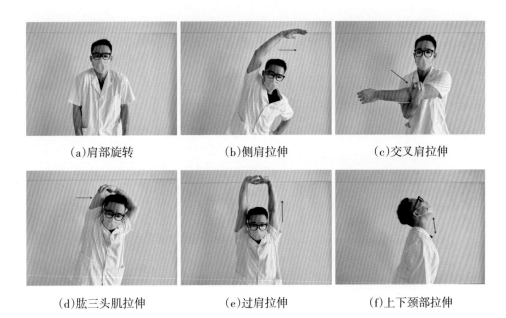

| (a)肩部旋转 | (b)侧肩拉伸 | (c)交叉肩拉伸 |
| (d)肱三头肌拉伸 | (e)过肩拉伸 | (f)上下颈部拉伸 |

图2-14　颈肩保健操

中,受冷气吹袭,易导致气血凝滞,诱发颈椎病。因此,开空调时要做好颈部的保暖工作,空调温度应适中,洗发后务必要吹干后再入睡。

（七）防止颈部受伤

尽量避免颈部急性损伤,如闪伤、挫伤等。如有颈部软组织损伤,应及早彻底治疗,防止其发展进而加重为颈椎病。

二、吃"药"能起到预防作用吗?

因为药物一般都具有不良反应,所以非药物治疗优先于药物治疗被大部分颈椎病治疗指南所推荐。对于无法采取非药物治疗的时候,可以尝试药物治疗。药物的主要作用是消炎镇痛、活血止痛、放松肌肉和营养神经,这些作用一般在急性期效果较好,因此推荐仅在急性期使用。从这些药物的作用机制可以看出,服用药物不能起到预防的作用。另外,对于服用药物超过2周但症状仍无明显改善的患者,建议到医院就诊或咨询专业药师。

三、颈椎病患者健康生活行为知识要点

健康的生活需要点点滴滴的积累,需要注重日常生活的细节,需要持久的坚持。简要来说,颈椎病患者要想享有健康生活,需注意以下几项知识要点:

(1)避免长时间低头伏案工作。

(2)避免长时间使用手机或平板电脑。

(3)避免一侧肩膀或颈部长时间负重。

(4)避免颈部受凉,尤其是在夏天空调房间或冷气充足的公共场所。

(5)避免高枕,应选择合适高度的枕头。

(6)避免颈部外伤。

(7)坚持劳逸结合,建议低头工作40分钟后进行颈部保健运动5~10分钟。

(8)坚持饮食健康、睡眠健康。

(9)坚持颈部锻炼,推荐进行户外打羽毛球或放风筝运动,推荐练习八段锦和太极拳等。

(10)出现颈部不适时,应及时就诊。

第三章 肩峰下撞击综合征

第一节 肩峰下撞击综合征的概念

肩峰下撞击综合征是指各种原因导致肩峰下通道狭窄,肩肱间隙减小,当肩部上举或外旋时,肩峰与肱骨头之间的肩袖、滑囊、韧带等软组织结构(图3-1)受到反复撞击、摩擦,引起炎症、损伤等病理改变,以慢性肩关节疼痛和活动障碍为主要临床表现,是引起肩部疼痛及功能障碍的常见原因。

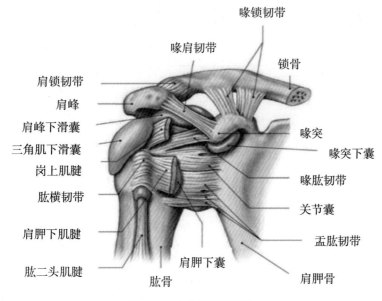

图3-1 肩关节解剖结构

一般来讲,肩峰下撞击综合征主要是由肩峰下间隙缩小,肱骨活动时与肩峰撞击后所致,如图3-2所示,主要症状是肩部疼痛、肿胀,伴活动受限,以抬举受限为主。

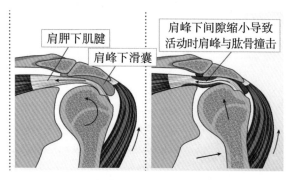

图3-2　肩峰下撞击综合征发病示意图

第二节　肩峰下撞击综合征的常见病因

一、为什么会发生肩峰下撞击综合征?

肩峰前外侧端形态异常、骨赘形成,肱骨大结节的骨赘形成,肩锁关节增生肥大,以及其他可能导致肩峰–肱骨头间距减小的原因,均可造成肩峰下结构的挤压与撞击。这种撞击大多发生在肩峰前1/3部位和肩锁关节下面。反复的撞击可致滑囊、肌腱发生损伤、退变,乃至发生肌腱断裂。

二、肩峰下撞击综合征的发生与哪些因素有关?

导致肩峰下撞击综合征发生的因素主要分为外在因素和内在因素。外在因素包括解剖因素、生物力学因素或二者结合。解剖因素有肩峰的形状、肩峰的斜率/角度的方向或肩锁关节下侧的显著骨变化或喙肩韧带增厚。生物力学因素有盂肱关节后囊紧张、肩胛肌肉组织失衡或异常活动、胸椎后凸、肩袖肌肉组织无力或功能失调。内在因素主要为随着年龄的增长和过度使用,肌张力超载或肌腱损伤而发生的退化过程,导致部分和全部肌腱撕裂。一些理论认为,冈上肌肌腱附着处血管供应不足,尤其在大结节处,有一个无血管区域,会导致退行性肩袖撕裂。

对于肩峰下撞击综合征的发病机制,目前尚未找到明确的解释,但已有证据支持的病因包括肌腱炎和滑囊炎、肌腱变性、肩袖无力或功能失调、肩带肌无力或功能障碍、盂肱关节后囊紧张或功能失调、胸椎后凸和肩胛骨的姿势失调、肩峰下骨赘、肩锁关节骨赘炎、喙肩韧带钙化、肩部长期过顶运动及年龄的增长等,这些不同的因素单独或联合作用可能会导致肩峰下撞击综合征。另外,外在因素对肩峰下空间也具有影响,例如重物负荷、损伤、感染、遗传、使用喹诺酮类抗生素等。

三、哪些是好发人群?

肩峰下撞击综合征在年轻人、运动员及老年人群中均较为常见。肩关节是人体最灵活的关节,但是这种高度的灵活性是以牺牲一定的稳定性为代价的。肩关节周围的数块骨头及其连接的软组织(肌肉、韧带、肌腱等)一齐工作产生肩关节的运动。在肩关节最大运动极限范围内,这些组成结构互相作用,以保持肩关节的完整性。某些工作或运动对肩关节的要求极高,当超过肩关节运动极限和/或某一组成结构承受过度力量时,常导致肩关节损伤。肩关节反复重复运动可导致肩峰下撞击综合征。肩峰的某些特殊形态可使某些人更易患肩峰下撞击综合征;随着年龄增长及发生关节炎,肩峰可形成骨刺,进一步使肩峰下间隙狭窄。在参加运动或从事需要超顶姿势工作的老年人中,肩峰骨刺导致肩峰下撞击综合征较为常见。

当肩袖肌腱和肩峰下滑囊在肩峰下狭窄空间受到挤压时即发生了肩峰下撞击综合征,此时易导致肩袖肌腱和肩峰下滑囊肿胀和炎症。当手臂举起超过躯干时,这种挤压更加严重,症状会更为明显。

第三节　肩峰下撞击综合征的常见临床表现

一、肩峰下撞击综合征有哪些自觉症状？出现什么症状要去看医生？

患者临床表现常为肩部前外侧持续疼痛，在上举或外展活动时症状加重，多数没有明显的外伤。患者在抬高手臂60°~120°时（图3-3）、旋转时或躺在患侧时疼痛加重。部分患者的症状也可能出现在受伤之后。

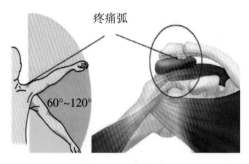

图3-3　疼痛弧

若患者肩痛持续不能缓解，合并有肌力减弱，外观存在翼状肩胛、圆肩、胸椎后凸等体态问题，冈上肌、冈下肌、三角肌存在轻度萎缩；在肩峰下间隙区域出现压痛，特别是肩峰下及冈上肌的肱骨大结节的止点处，主动活动肩关节时会出现疼痛，严重时主动活动受限等，强烈提示存在肩峰下撞击综合征病变，建议患者及时就医。

二、需要做哪些检查？

肩峰下撞击综合征的诊断主要依靠X线、肩关节造影、MRI、关节镜等检查手段。

（一）X线检查

X线摄片应常规包括上臂中立位、内旋位、外旋位的前后位投照及轴位投照,显示肩峰、肱骨头、肩盂及肩锁关节,如图3-4所示。通过X线片可以识别出肩峰下钙盐沉积、盂肱关节炎、肩锁关节炎、肩峰骨骺发育异常和其他骨疾患。

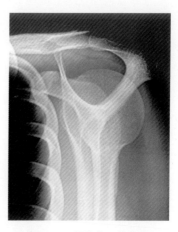

图3-4　肩关节X线检查

冈上肌腱出口部X线投照(Y位像)对了解出口部的结构性狭窄及测量肩峰-肱骨头间距十分重要。

下列X线征象对于肩峰撞击综合征的诊断具有参考价值。

(1)大结节骨疣形成。由大结节与肩峰反复冲撞所致,一般发生于冈上肌止点嵴部。

(2)肩峰过低及钩状肩峰。

(3)肩峰下面致密变、不规则或有骨赘形成。喙肩韧带受到冲撞,或反复受到拉伸而使肩峰前下方骨膜下形成骨赘。

(4)肩锁关节退变、增生,形成向下突起的骨赘,致使冈上肌出口狭窄。

(5)肩峰-肱骨头间距(A-H间距)缩小。正常范围为1.2~1.5厘米,<1.0厘米应为狭窄,≤0.5厘米提示存在广泛性肩袖撕裂。肱二头肌长头腱完全断裂,失去向下压迫肱骨头的功能,或其他动力性失衡原因也可造成A-H间距缩小。

(6)前肩峰或肩锁关节下方骨质的侵袭、吸收;肱骨大结节脱钙、被侵袭和吸收或发生骨的致密变。

(7)肱骨大结节圆钝化,肱骨头关节面与大结节之间界线消失,肱骨头变形。

上述(1)~(3)X线表现结合临床肩前痛症状和阳性撞击试验,应考虑肩峰下撞击综合征的存在。第(4)~(7)X线征象属于肩峰下撞击综合征晚期表现。

除采用不同位置的静态X线摄片及测量外,还应做X线监视下的动态观察。在出现肩峰撞击综合征的方向、角度,让患臂做重复的前举、外展等运动,观察肱骨大结节与肩峰喙肩弓的相对解剖关系。动态观察法对于诊断动力性肩峰下撞击综合征尤为重要。

X线在临床中使用最为广泛,其优点为简单、经济,但也存在缺点,如非骨性组织分辨率差、肩关节正位图像重叠、图像放大率对于判断肩峰下狭窄程度存在误差等。在众多文献研究中发现,对肩峰下撞击综合征进行X线摄影时,最佳摄影位置为Y型倾斜位及肩关节前后正位。

(二)肩关节造影检查

对于肩峰下撞击综合征晚期阶段并发肩袖断裂,造影术仍为目前完全性肩袖断裂特异性最高的诊断方法,如图3-5所示。

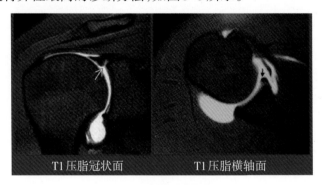

图3-5　肩关节造影检查

肩关节造影时,若发现造影剂自盂肱关节溢入肩峰下滑囊或三角肌下滑囊,即可诊断肩袖完全性破裂。可观察肱二头肌长头腱的形态及腱鞘的充盈度来判断肱二头肌长头肌腱是否有断裂。小型的肩袖断裂及不完全性肩袖断裂在造影时难以显示。肩峰下滑囊造影也有助于完全性肩袖撕裂的诊断,但由于肩峰下滑囊形态的变异及显影的重叠性,其实用价值受到限制。

(三)MRI检查

无创诊断方法MRI检查对软组织病变有很高的敏感性,随着经验的积累,MRI检查对肩袖损伤诊断的特异性也在不断增高,已逐渐成为常规诊断手段之一,如图3-6所示。

依据磁共振表现进行分期，Ⅰ期为肩袖及肩峰下滑膜水肿、出血；Ⅱ期为肩袖的纤维化、炎性水肿；Ⅲ期为肩峰骨刺形成、肱骨结节表面的囊性变及肩袖的不同程度撕裂。

在早期诊断或预判肩峰下撞击综合征的发生方面，MRI检查更具有优越性。MRI检查具有软组织分辨率高、多参数、多方位、多序列等特点，可以清晰地显示患者肩袖肩峰解剖结构、肌腱病

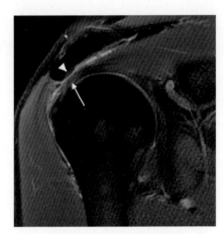

图3-6　肩关节MRI检查

理改变和病变部位及程度，获得肩关节的信息和肩峰下通道内的情况。同时，MRI检查没有辐射。

（四）关节镜检查

关节镜检查是一种直观的诊断方法，如图3-7所示，能发现肌腱断裂的范围、大小、形态，对冈上肌腱关节面侧的部分断裂及肱二头肌长头腱病变也有诊断价值，并能从肩峰下滑囊内观察滑囊病变及冈上肌腱滑囊面的断裂情况。此外，利用关节镜，在诊断的同时还能进行相应的治疗，如进行肩峰下间隙的刨削减压、病灶清

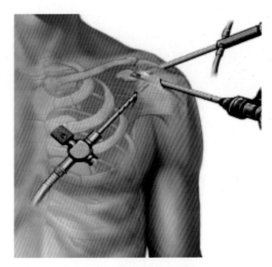

图3-7　肩关节关节镜检查

除和前肩峰骨赘切除，并可进行前肩峰成形术。关节镜检查是损伤性检查方法，需在麻醉下进行。

第四节　肩峰下撞击综合征的常见治疗方式

一、肩峰下撞击综合征的治疗方式有哪些？

肩峰下撞击综合征的治疗方式一般分为保守治疗与手术治疗两大类。

（一）保守治疗

对于临床上处于Ⅰ期及Ⅱ期的肩峰下撞击综合征患者宜采用保守治疗。具体方法如下：

（1）口服非甾体抗炎药物。能够促进消炎退肿、缓解疼痛、减轻炎症反应，但临床上易出现症状反复发作。

（2）局部封闭。临床上常采用将注射用糖皮质激素与局部麻醉药品混合注射入肩峰下病变部位，糖皮质激素具有强效的抗炎、免疫抑制作用，能促进病变部位炎症消退、减轻炎症反应，局部麻醉药物能够短期内减轻疼痛，临床上常常具有良好的效果，但反复局部注射易引起肩袖肌腱及周围软组织萎缩，年轻运动员要慎用，以免因肩袖肌腱萎缩引起其承受力下降，导致在运动过程中力量突然增大时造成肩袖断裂。

（3）注射医用聚乙二醇小檗碱。医用聚乙二醇小檗碱是一种抗组织粘连的生物材料，将该药品直接注入肩关节腔，可以使之以液态方式直接包裹关节面、局部肌腱等组织，全方位包裹可以阻挡局部炎性蛋白的渗出，进而阻断纤维蛋白网状结构的形成，并阻断局部炎性的增生过程。该材料由于使用了小檗碱，可以在局部发挥抗炎作用，减轻炎性过程，极大地避免了瘢痕和粘连的形成。同时，该给药方式减轻了口服药物的全身不良反应及局部激素使用的并发症。

（4）本体感觉训练。对长期运动损伤患者，通过训练增加关节囊周围传入神经的敏感性，可部分甚至完全恢复神经肌肉反馈调节机制，增加关节稳定性，减少因过度运动造成的肱骨头向近端移位引起的肩峰下撞击而导致的肩峰下组织炎症水肿、退化甚至撕裂。

（二）手术治疗

对于临床上处于Ⅲ期的肩峰下撞击综合征患者,宜采用手术治疗。

1. 肩峰成形术

Neer于1983年提出肩峰成形术,该术式剥离附着于肩峰处的三角肌,暴露喙肩韧带、肩峰前外侧并予以切除,但其存在手术创伤大、术中剥离的三角肌术后恢复缓慢、影响肩关节功能等缺点。

2. 关节镜肩峰下间隙减压术

随着科学技术的发展、医疗器械的改进,1987年Ellman首次报道了关节镜下肩峰间隙减压术,后渐成为治疗肩峰下撞击综合征的金标准。目前,学者多主张通过肩关节的后外侧入路,术中利用刨刀、磨钻彻底去除肩峰下滑囊,切除肩峰前外侧及肩锁关节下形成的骨赘,切断喙肩韧带,必要时对损伤的肩袖进行修复。该术式存在以下优点:

（1）该手术方式与开放手术方式相比,对三角肌的创伤小,患者术后恢复快。

（2）术中可探查开放手术无法探及的盂肱关节,若出现损伤可立即治疗。

（3）能够清晰地观察肩峰下间隙狭窄和肩袖的病变情况。

二、如果不进行治疗会有什么严重的后果?

肩峰下撞击综合征病因及发病机制复杂,有解剖学因素和动力学因素,诊断肩峰下撞击综合征主要依靠患者的病史、体格检查、辅助影像学检查,结合患者的年龄、职业等情况进行综合判断,应避免误诊为肩周炎等疾病。判断该疾病的分期也极为重要,它直接影响治疗方式的选择。对于Ⅰ期及Ⅱ期的患者,可首先采用口服非甾体抗炎药、局部封闭、注射医用聚乙二醇小檗碱及进行本体功能训练等保守治疗方法,大多数患者疗效满意。对于疗效较差及Ⅲ期的患者,可采用手术治疗。手术方案由过去创伤较大的肩峰下成形术逐渐升级到微创的关节镜下肩峰下间隙减压术,后者的疗效确切,功能及疼痛改善满意、创伤小、恢复快,已在临床上推广。

对于肩峰下撞击综合征,如果不治疗,会导致肩部慢性钝痛、肌力减弱、肱二头肌长头腱断裂等,严重影响肩关节功能。

(1)肩部慢性钝痛。对于肩峰下撞击综合征如果不治疗,患者会持续存在肩前方慢性钝痛,做上肢或外展动作时疼痛会加重,这会对生活造成很大的影响。患者的肩峰下滑囊及周围组织会出现水肿、出血、撕裂等症状,只要及时治疗,是可以治愈的,肩关节功能可以恢复。

(2)肌力减弱。随着病情不断加重,进入晚期后,患者的肌力明显减弱,并存在广泛性肩袖撕裂。患者的肩关节外展和外旋力量都明显变弱,疼痛加剧。

(3)肱二头肌长头腱断裂。对于肩峰下撞击综合征如果不治疗,随着撞击、磨损进一步加重,患者的肩袖和肱二头肌长头腱会发生严重的退变,甚至发生撕裂。这会导致肩关节功能严重丧失,此时保守治疗效果不再理想,大部分患者需要接受前肩峰成形术,才能消除撞击因素,根治该病。

因此,对于肩峰下撞击综合征一定要及时治疗,早期可以通过局部理疗来缓解疼痛,病情严重的患者要接受手术,手术方法包括肩峰切除术、外侧肩峰成形术等。

三、肩峰下撞击综合征需要进行康复治疗吗? 常用康复治疗方法有哪些?

在没有重大结构损伤时,一般患者都选择保守治疗。在保守治疗的方法中,康复治疗占有举足轻重的地位。治疗的主要目的首先是消炎止痛,然后是改善关节活动度,最后是增强肌肉力量、纠正动作模式。在现有的临床保守治疗中,我们可以选用以下方法。

(一)制动

患者在急性期时,一定要固定患肢,避免过顶运动和提拉重物。

(二)服用非甾体抗炎药

定期服用非甾体消炎药1~2周以减轻疼痛,这一点很重要。

(三)注射糖皮质激素

此治疗方法可以减轻急性疼痛并改善肩部活动能力,是Ⅰ期患者的标准治疗方法。

（四）采用物理疗法

急性疼痛得到治疗后，应将重点放在物理治疗方法上。物理治疗手段包括放散状冲击波疗法、超声波疗法、电疗法、运动疗法、中医针灸等。其中，前三种疗法对于改善患肩的功能和减轻疼痛都是明确有效的，而且联合使用比单一使用的疗效更好。

1.放散状冲击波疗法

放散状冲击波作为一种非侵入性治疗方法应用于骨关节软组织疾病的慢性疼痛疗效显著，如图3-8所示。当冲击波输入人体通过不同介质时，会在交界面产生不同程度的机械应力效应，冲击波在不同密度组织之间产生能量梯度差及扭拉力，尤其是在骨与肌腱、骨与软组织之间及骨组织内部产生一系列的物理效应，从而松解肩部组织粘连，改变肩部组织的细胞电位，电荷变化带来的生物效应使受冲击部位组织的微循环加速，并使神经的敏感性降低、神经传导受阻，从而缓解肩部疼痛，起到治疗作用。

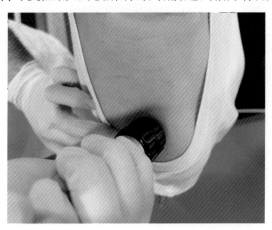

图3-8　放散状冲击波治疗肩峰下撞击综合征

2.超声波疗法

超声波疗法操作简单、无不良反应，患者接受度较高。其作用机制为超声波对组织细胞产生振动，并对细胞发挥按摩作用，改变细胞功能，对细胞膜的弥散过程产生刺激，增加通透性，加快新陈代谢。以上作用均可改善肩关节的血液与淋巴循环，改善其局部营养与物质代谢。同时，超声波疗法可以提高关节温度,特别是在组织交界处,超声反射后可以提高局部温度,加快血液循环与组织充血,使组织酸碱度出现变化,从而减轻炎症反应,有效缓解疼痛感。超声波还可以对神经感受器产生作用,作用于深部组织感受器,改善肩关节及其周围组织的疼痛感,并可在康复训练中辅助提高肩关节活动情况,提高训练效果,促使患者病情转归。

3. 电疗法

电疗法目前已被广泛应用于肩痛的治疗,其中以中频、高频电疗法为主。中频电疗法是通过电波变化来达到刺激肌肉神经、促进血液循环改善的目的,可有效促进局部组织血液循环及淋巴回流,对活性生物膜透性的生物学效应具有增强效果,可为机体细胞新陈代谢供给能量,从而促进受损的细胞组织恢复。同时,中频电疗法可有效刺激骨骼肌收缩,达到锻炼肌肉、提高肩周肌肉张力的作用,从而促进患者肩关节功能恢复,且其可反射性作用于神经节与神经节段,调节自主神经功能,这可在一定程度上缓解患者的关节疼痛。高频电疗法在治疗时,能够将低功率电流辐射集中到患处,使得患处血液循环更加有效,炎性因子的释放得以减少,从而有效提高组织的修复再生能力。高频电疗法的温热效应较强,渗透组织较深,温热可渗透到较大范围内的病变软组织,其治疗机制是在低功率电流辐射作用下,病灶中致炎介质合成减少、分解增加而含量降低,能使微血管壁的通透性降低,从而抑制炎症的发展;并且改善血液循环,加强组织血供,加速炎症产物和代谢产物的清除,减轻水肿,增强组织营养,促使成纤维细胞增殖,肉芽组织、结缔组织生长加快,从而促使组织修复愈合,促进肩关节的功能恢复。

4. 运动疗法

运动疗法是康复治疗中物理治疗的主要手段,其种类较多,有主动运动、被动运动、等长运动、等张运动等。运动疗法在改善肩关节活动范围和功能中起着重要作用。在对肩峰下撞击综合征患者的治疗中,运动治疗是保守治疗的基础。保守治疗时给予肩胛骨稳定训练,可更有效地增强肌力、改善关节位置觉及降低肩胛骨的运动障碍。肩胛骨周围肌肉的收缩使得肩胛骨稳定,这为肩关节活动打下了很好的基础。运动疗法贯穿整个治疗过程,尤其是对肩胛骨进行运动干预时更应如此。根据发病机制可知,大多数的人都存在肩胛胸壁关节对位不良、肩关节运动模式错误的问题。对肩胛骨运动进行干预,如肩胛骨稳定性训练和肩胛骨定向复位训练,可以减轻患者的疼痛症状、改善功能状况。

5.中医针灸

肩峰下撞击综合征属于中医学"痹证"范畴。随着年龄的增长,脏腑气血渐衰,筋骨失养,或慢性劳损,或风寒湿邪,导致经脉痹阻,气血不通而发病,故"不通则痛"和"不荣则痛"兼而有之。临床上通常将肩髃、肩髎、肩贞3穴称为"肩三针",并认为其是治疗肩峰下撞击综合征必用的穴位,配合臂臑、曲池、外关、合谷等穴。治疗以"补虚泻实"为原则,根据患者的不同状况使用相应的补泻手法。肩峰下撞击综合征的病机是肩袖病变炎症粘连,撞击卡压。肩峰下针刺提插横剥,能准确针刺病位,有松解粘连、解除炎症刺激和缓解疼痛的作用。

四、自行在家锻炼可以替代康复治疗吗?

有人认为,康复治疗,不就是几个动作吗?在家自己练练就行了,为什么非要去医院?

其实不然,康复治疗是个技术含量很高的治疗方法,一个专业的运动康复师首先要经过4~5年的系统理论学习,并经过数年的临床实践,才有可能为你量身定制康复方案。运动康复师看似随意的运动康复指导,实际上是以知识沉积为背景的。再者,即使教给你运动的方法,你如何保证动作准确?出现错误谁来纠正呢?而且,康复治疗方案还要根据患者康复的实际进展情况进行动态调整。

真正以治疗为目的的康复锻炼很难在家实施,因此建议患者还是去医院康复医学科,由专业的康复医师综合评估情况,制定运动康复计划,并在运动康复师的指导下进行运动康复锻炼。以下举例说明几种肩峰下撞击综合征常用的训练方法,但所有训练方法的使用需在医生的评估指导下进行。

(一)垂肩摆动

患者站立,两腿分开与肩同宽,向前弯腰90°,患侧胳膊放松,自然下垂,健侧手可扶一支持物,使放松的患侧胳膊向前后及左右方向摆动,摆动范围以不产生肩痛为宜,如图3-9所示。20下/组,2~3组/天。

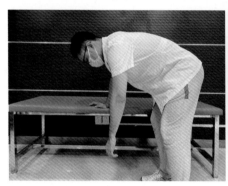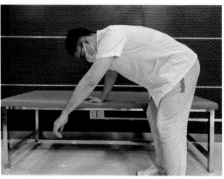

图3-9 垂肩摆动

(二)双手爬墙

患者面向墙壁站立,两腿分开与肩同宽,身体与墙壁隔开适当距离,双手手掌轻按在墙上,高度与肩平齐即可,双手指开始做爬墙动作,尽量往上伸展到最高点后停留,保持5秒,然后爬下来回到和肩膀平齐的高度,如图3-10所示。每个来回为1下,10下/组,2~3组/天。爬墙过程中患者要保持身体不向侧边倾斜,肩胛骨下沉,脚不能踮起,双肘保持伸直位。

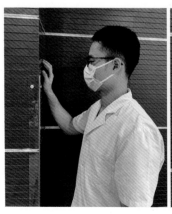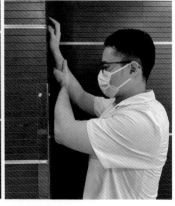

图3-10 双手爬墙

（三）仰卧外展肩关节

患者仰卧位，肩关节略外展，肩胛骨向下沉，肘关节保持伸直位，手心向上，上肢逐渐离开躯体进行外展活动，停留数分钟，上肢再回原位，如图3-11所示。10~20下/组，2~3组/天。

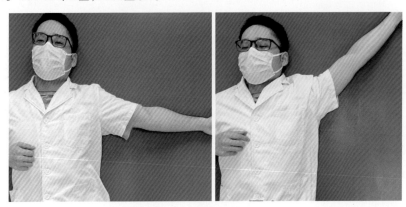

图3-11 仰卧外展肩关节

（四）卧位上举与卧位旋转

1.卧位上举

患者仰卧位，健侧手握住患肢手腕部上举，患侧肘关节保持伸直位，上举使上肢前屈大于90°，如图3-12所示。10~20分钟/组，2~3组/天。

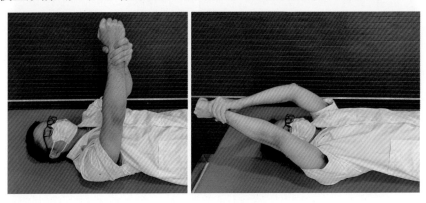

图3-12 卧位上举

2.卧位旋转

患者仰卧位，患肩外展约90°，肘关节屈曲90°，在健侧手帮助下患肩关节做外旋运动,如图3-13所示。10~20分钟/组,2~3组/天。

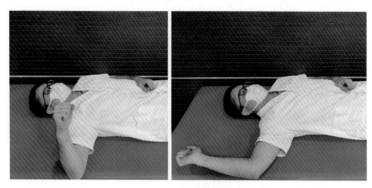

图3-13 卧位旋转

(五)肩胛骨稳定训练

1.仰卧直臂上拉(训练前锯肌)

患者仰卧位,双手持轻哑铃于头顶上方,肘关节微曲,尽可能地把哑铃向头后放低,做完的伸展,深呼吸,然后持哑铃返回到头顶上方位置,如图3-14所示。10下/组,3组/次,2~3次/天。

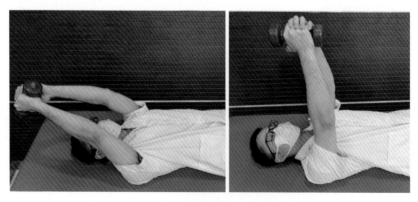

图3-14 仰卧直臂上拉训练

2.单手哑铃划船(训练上斜方肌)

健侧膝和手按在长凳上,上身与地面平行,患手抓握哑铃,患臂伸直。抬头眼前视,稍弓背。上拉哑铃,屈肘,至腕部刚好在腰下,掌心向内。在最高点停约2秒,然后慢慢伸直胳膊还原,背部绷紧,如图3-15所示。5下/组,2~3组/天。

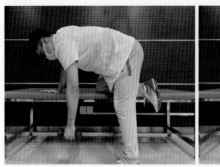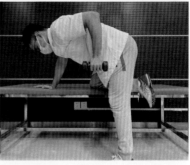

图3-15　单手哑铃划船

3.水平外展(训练中斜方肌)

患者俯卧位,患手于床外,手握哑铃,水平外展、外旋肩关节,缓慢抬高手臂高于头部,坚持5~10秒后休息,如图3-16所示。10~20分钟/组,2~3组/天。

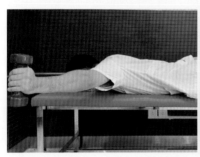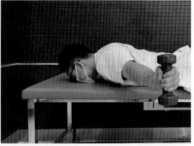

图3-16　水平外展

第五节　肩峰下撞击综合征的预防保健

一、肩峰下撞击综合征患者平时应该注意什么?

肩峰下撞击综合征患者可以采取如下措施保护肩关节:

(1)纠正体态,保持正确体位,使关节对位正常,运动模式正常。

(2)注意肩关节的保暖。在天气变化、阴冷或者严寒的时候,一定要适当地增加衣物。有时还可以在衣物的内侧贴自发热的材料或者使用热水袋之类的方式对肩关节进行热敷。

(3)适当佩戴肩关节的护具,比如护肩或者弹力绷带。这些护具佩戴之后,可以增加肩关节的肌肉力量,并且有保护肩关节的作用。

(4)适当合理的活动有助于增加关节稳定性和力量。

(5)在运动后对肩关节周围进行牵拉放松,缓解疲劳。

(6)饮食上要注意保持清淡、易消化,不要吃辛辣、油腻、有刺激性的食物,更不要吸烟和饮酒。

二、吃"药"能起到预防作用吗?

对于肩峰下撞击综合征患者而言,口服非甾体抗炎药物如双氯芬酸钠、布洛芬等,可以缓解疼痛、减轻炎症反应,但是并不能起到预防作用,且临床上易出现症状反复发作。

关于肩峰下撞击综合征的发病机制、诊断和治疗,目前国内外有众多学者正在进行研究,期待早日出现更好的技术和设备来治疗肩峰下撞击综合征,不断提高保守治疗的效果和缩短治疗时间,以及减少发病率和手术率。

三、肩峰下撞击综合征患者健康生活行为知识要点

(1)肩关节保暖。避免寒冷刺激,肩关节若是受凉会导致局部肌肉收缩,血液循环受阻,引起发病。患者应注意避免使用风扇吹肩关节,夏天应选择合适的空调温度,避免贪凉。

(2)合理使用肩关节。避免肩关节劳损,在工作中若是需要长时间、反复地上举、外展肩关节,应注意休息,做到劳逸结合,避免劳损。

(3)避免肩关节外伤。劳动、运动时做好对肩关节的保护,避免肩关节外伤。

(4)适当锻炼。加强肩袖肌群、肩胛肌群的力量,增强肩关节稳定性。

(5)自我按摩。按摩刺激手腕上的太渊、大陵和神门,可以消除肩关节周围血液循环的障碍。按摩刺激合谷、阳溪、中冲、后溪和腕骨,能减轻肩关节的疼痛。

第四章 腕管综合征

第一节 腕管综合征的概念

腕管是指在手腕部位，腕横韧带与腕骨沟之间形成的骨性纤维通道，其中有正中神经及若干肌腱通过。腕管综合征（carpal tunnel syndrome，CTS）是一种由于腕管内容积减小或压力增高，导致腕管内正中神经受压而引起的综合征，是目前最常见的周围神经卡压综合征，约占同类疾病的90%。腕管综合征的早期症状主要包括拇指、食指、中指和无名指桡侧（拇指侧）的疼痛、麻木和感觉异常。症状在夜间或清晨较明显，疼痛有时会向上放射至肘部。随着疾病的进一步发展，可能会出现患手无力、手部动作不灵活、手部肌肉萎缩等症状。本病双侧可同时受累，但优势手更易受累且程度较重。本病在19世纪中期由詹姆斯·佩吉特爵士首次发现。

用咱老百姓通俗易懂的话来说，可以打个比方，手腕这个地方有个"管道"，这个管道直径不大，但里面有很多内容物通过，其中包括一条叫"正中神经"的"电线"，当我们的手腕慢性劳损或外伤后，手腕的"管道"变窄了，"正中神经"这条"电线"受到挤压，功能出现了问题，我们的手就会有症状，不能正常工作了，这就是腕管综合征。

第二节 腕管综合征的常见病因

一、为什么会发生腕管综合征？

腕管是由8块腕骨和腕横韧带构成的纤维骨性结构，其间有正中神经和1根拇长屈肌腱、4根指深屈肌腱、4根指浅屈肌腱通过,部分人还有正中动脉通过,如图4-1所示。腕管本身空间狭小且缺乏缓冲,因此任何能引起腕管容积减小或内容物体积增大的因素,均可导致腕管内的压力增大,引起相应的临床症状。正常情况下,手腕处于中立位放松状态时,腕管内的压力小于5毫米汞柱。随着活动和屈伸时间延长,压力逐渐增大,如当使用电脑鼠标时,腕管内压力会增加到20~30毫米汞柱,便会压迫局部血管,导致正中神经供血不足。当正中神经受的压力超过其生理耐受的限度时,腕管综合征的症状就会出现。如果压力足够高,持续时间足够长,使正中神经长期缺血,加之静脉回流不畅,引起局部水肿,代谢废物无法及时清除,进而使周围结缔组织产生炎症,失去正常的生理保护和支持功能,进一步破坏正中神经局部微环境,加剧正中神经缺血、水肿、变性,甚至引起神经坏死。这些病变都可引起相应的临床症状和体征。

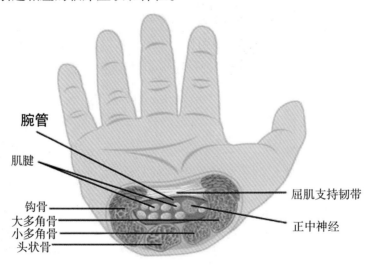

图4-1　腕管位置及结构示意图

正中神经负责拇指、食指和中指、无名指桡侧(拇指侧)的感觉以及手臂和手的运动功能,如图4-2所示。在疾病初期,患者常出现正中神经支配区的感觉异常,如疼痛、麻木等。随着疾病进展,神经压迫进一步加重,可影响患手的运动功能,导致手无力,手部动作笨拙、不灵活,甚至出现手部肌肉萎缩等症状,严重者可丧失手部功能。

二、腕管综合征的发生与哪些因素有关?

诱发腕管综合征的危险因素较多,大体可分为职业性危险因素和非职业性危险因素。

(一)职业性危险因素

腕管综合征的发病率与职业的相关性越来越高,在美国该病已成为发病人数增长最快的职业相关疾病之一。

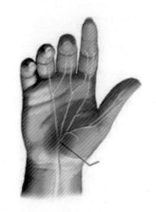

图4-2　正中神经分布区域

腕管综合征的职业性危险因素主要包括长期腕部重复性运动、过度用力或抓握、使用振动工具及寒冷的工作环境等。有研究表明,长期使用手持震动工具(如电锯)可使腕管综合征的发生风险增加1倍以上,如采石场工人、石匠、林业工人等。同样,长期从事手腕长时间和/或反复屈伸的职业,如汽车、电气等装配工人,食品加工和食品包装的工人,其患腕管综合征的风险亦显著增加。如每周反复屈伸手腕时间累计达到20小时,其发病风险将增加5~8倍。特别是当反复屈伸手腕与腕部过度用力或抓握结合在一起时,发病风险将会进一步增加。此外,随着信息技术的来临,电脑、手机、电子游戏与人们的生活越来越密切,而长期使用键盘、鼠标等也会增加腕管综合征的发病风险。

(二)非职业性危险因素

常见的非职业性危险因素包括遗传因素、腕部创伤性疾病、腕部占位性病变、腕部炎症性疾病及全身性疾病等。

(1)遗传因素:先天性腕管狭窄患者较容易发生正中神经卡压从而引起腕管综合征。

(2)腕部创伤性疾病:如腕部骨折、脱位、软组织挫伤、烧伤等,由于结构异常或瘢痕形成等导致正中神经受压。

(3)腕部占位性病变:如腕部痛风石、脂肪瘤、血管瘤、腱鞘纤维瘤、腱鞘囊肿等,可直接或间接压迫正中神经。

(4)腕部炎症性疾病:如腕部骨关节炎等。

(5)全身性疾病:比如糖尿病、甲状腺功能减退、自身免疫性疾病、类风湿关节炎等,均可能与腕管综合征的发生相关。

(6)其他因素:如性别(女性多于男性)、年龄(中老年多见)、肥胖、妊娠、吸烟、芳香化酶抑制剂(依西美坦、他莫昔芬)药物的使用等,也被证实与腕管综合征的发生有关。

三、哪些是好发人群?

腕管综合征好发于40岁以上的中老年人,女性多于男性,这可能与女性的腕管比男性狭小有关。此外,高强度、高频率的腕部活动及长期使用震动工具者,如流水线工人、食品包装工人、长期家务劳动者、画家、音乐家、挤奶工、长期使用电脑者、伐木工、牙医等,均是本病的好发人群。

第三节 腕管综合征的常见临床表现

一、腕管综合征有哪些自觉症状?出现什么症状要去看医生?

腕管综合征早期主要表现为拇指、食指、中指和无名指桡侧(拇指侧)等正中神经分布区的疼痛、麻木和感觉异常,如图4-3所示。开始为间歇性,逐渐发展为持续性,常在夜间或清晨及劳累时加重,有患者甚至出现夜间疼醒或麻醒的情况,甩手、局部按摩或上肢悬垂于床边时症状缓解,这一情况提示很可能存在腕管综合征。疼痛常波及前臂、肘部,有时会向上放射到肩膀。部分老年患者会感觉手指"僵硬",而实际上这是麻木的一种表现。更为常见的情况是,麻木和僵硬在一定程度上共存,因为手指存在关节炎的患者也可能有腕关节的病变。儿童通常不会诉说手部麻木的症状,父母可能会发现其食指、中指较健侧或正常儿童偏小,或无法完成拿捏小物体的精细动作。有些患者可能感觉患手无力,会主观地认为自己一侧肢体的肌肉力量下降了。随着疾病的进展,严重者可出现鱼际肌萎缩,不能做抓、握、搓、捻等动作,不能完成精细动作,如不能扣扣子,甚至出现不能持物,拿东西会掉落等。此外,还可能出现正中神经支配区的手指皮肤发干、发凉、色泽改变,甚至溃疡形成等。

出现上述症状后,应及时到医院就诊,就诊科室可选择康复医学科、中医科、骨科。

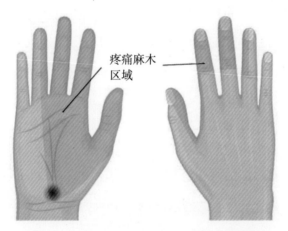

疼痛麻木区域

图4-3　腕管综合征感觉异常分布区域示意图

二、需要做哪些检查?

腕管综合征的诊断,需要结合患者的症状、体征及相应的辅助检查方能准确诊断。

(一)体格检查
腕管综合征的体格检查包括感觉、运动功能检查及一些特殊试验。

1.感觉、运动功能检查
腕管综合征患者可有患侧拇指、食指、中指和无名指桡侧(拇指侧)温痛觉、触觉、压觉等不同程度的感觉减退。同时,可观察鱼际肌是否存在萎缩,

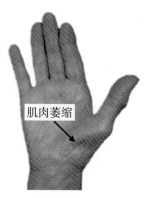

图4-4 严重患者出现大鱼际肌萎缩

如图4-4所示。

患者可能出现第一、二蚓状肌、拇对掌肌、拇短展肌、拇短屈肌无力。可嘱患者用拇指食指用力夹住一张纸,检查者将纸拉出,双侧对比,从而评价患者有无肌力下降。

2.特殊试验

(1)Tinel征:在腕横韧带近侧缘处,用手指叩击正中神经部位,如图4-5(a)所示,拇指、食指、中指和无名指桡侧(拇指侧)出现放射性疼痛或感觉异常,即为阳性。这是由于正中神经受到卡压后,局部神经纤维水肿变性,继而脱髓鞘所引起的临床症状。

(2)前臂正中神经加压试验:在腕横韧带近侧缘正中神经卡压点进行按压,如图4-5(b)所示,能诱发或加重疼痛等症状者为阳性。

(3)屈腕试验(Phalen试验)和反向曲腕试验(反向Phalen试验):前者是

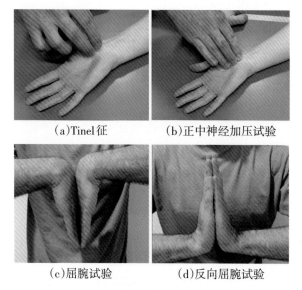

(a)Tinel征　　　　　(b)正中神经加压试验

(c)屈腕试验　　　　　(d)反向屈腕试验

图4-5 腕管综合征的特殊试验检查

指患者双手的手背紧贴,最大限度曲腕关节,并保持1分钟,如图4-5(c)所示,如症状加重,即为阳性。反向Phalen试验是嘱患者双手手掌相对紧贴在一起,手腕处于过伸位,类似祈祷的动作,持续1分钟,如图4-5(d)所示,如症状出现或加重,即为阳性。这两项检查的原理是在腕管狭窄时,屈曲腕关节或伸腕伸指时都会导致腕管内压力增大,从而加重神经压迫。

(二)辅助检查

目前尚无血液学检查可以特异性地诊断腕管综合征,临床上主要采用肌电图检查、腕部超声检查和MRI检查等辅助本病的诊断。

1.肌电图检查

肌电图检查是诊断周围神经卡压性疾病的"金标准",其诊断腕管综合征的敏感度可达85%以上。肌电图检查可以评估神经损伤的严重程度,对于评判手术指征、评价治疗效果、判断预后情况等均有重要价值。

2.超声波检查

超声波检查不仅可识别腕管的占位性病变,还可以检测正中神经是否存在形态异常,如横截面积的大小异常等,有助于腕管综合征的诊断。此外,还可通过超声波引导下的定位注射对疾病进行治疗。更重要的是,超声波检查操作简便无创,价格便宜,对早期诊断的应用价值大。

3.磁共振成像(MRI)检查

MRI虽不作为腕管综合征诊断的常规检查,但其可明确正中神经受压变性的程度、性质,以及是否存在占位性病变等,且其诊断正确率接近100%。对于需要手术治疗的患者,MRI检查可明确腕部情况,对于手术方式的选择和术中参考具有重要意义。

三、为什么要做这些检查? 检查对治疗预防腕管综合征有什么帮助?

2016年美国骨科医师学会(American Academy of Orthopaedic Surgeons,AAOS)发布的腕管综合征管理循证指南指出,单一的临床症状与体征不应独立作为腕管综合征的诊断依据,因此,为更准确地诊断腕管综合征,了解发病原因和疾病严重程度,判断疾病预后,需要进行合理的体格检查及辅助检查。根据检查的结果,医师可以为患者选择最佳的治疗方式,比如保守治疗或手术治疗,有助于患者更快更好地康复,从而回归工作与社会。患者通过检查,对自己的疾病也会更加了解和关注,有利于在日常生活中形成良好的习惯,避免病情加重。

第四节　腕管综合征的常见治疗方式

一、腕管综合征的治疗方式有哪些?

腕管综合征的治疗可分为保守治疗和手术治疗。治疗目的是通过合理有效的方法解除正中神经的压迫,从而改善患者的临床症状。轻中度腕管综合征患者一般应先选择保守治疗,如疗效不理想或病情进行性加重时,可考虑手术治疗。伴发全身性疾病,如糖尿病、自身免疫性疾病时,应首先控制全身性疾病。此外,中医中药在本病的治疗中也发挥着积极的作用。

保守治疗的具体内容在下面康复治疗部分会详细阐述。我们先了解一下手术治疗。

对于腕管综合征的重症患者而言,手术治疗具有确切的疗效。目前较为公认的手术适应证有:骨折、脱位或占位性病变造成的正中神经卡压;鱼际肌萎缩、正中神经分布区有明显感觉减退、肌电图检查结果程度为重度;保守治疗无效的患者。常用的手术治疗方法有以下几种:

(一)腕管切开松解减压术

此为传统经典术式,切开或部分切除腕横韧带,对正中神经返支进行探查,切除滑膜,并松解正中神经外膜:①正中神经单纯受压时,仅行神经外松解;②外膜或束膜明显增厚者,必须同时进行神经外、内松解;③屈肌腱周围滑膜增厚或肥大者,应做滑膜切除。

该术式具有手术暴露充分、术野清晰、探查彻底、可同时行松解和附加手术如切除肿物及滑膜等优点。其缺点是手术切口较大影响美观,易损伤正中神经掌支引起瘢痕疼痛,术后恢复时间较长等。

(二)微创松解术

相比传统松解术,微创手术具有创伤小、恢复快等优点,因此目前微创手术已逐渐取代传统切开松解手术。微创手术主要有单切口和双切口两种方法,均可达到松解腕横韧带的目的。部分学者认为单切口术后患者握力恢复比较快,但是单切口对操作者技术要求较高,且两种术式最终疗效相似。双切口为直视下操作,相对更简单,安全性方面优于单切口术式。

(三)内镜松解减压术

该术式仅切断腕管内腕横韧带,保留浅筋膜和脂肪组织的完整性,因此术后手部力量恢复较快,瘢痕疼痛发生率低,患者回归工作和生活的速度快。但该术式与开放手术相比也有其局限性,如可能存在腕横韧带松解不完全、血管神经损伤、术后症状持续及复发等情况。另外,内镜下松解减压对术者的技术要求较高,因此腕管综合征的手术方式需根据患者的具体情况进行合理选择。

二、如果不进行治疗会有什么严重的后果?

腕管综合征是最常见的周围神经卡压性疾病,随着疾病的进展,正中神经持续受压,可能出现神经坏死,严重者可导致正中神经支配区的皮肤形成难以愈合的溃疡,手部肌肉严重萎缩,无法完成正常生活动作,甚至丧失手部功能出现不可逆的手部残疾等严重后果。因此,对于腕管综合征,一旦确诊,应引起足够重视,并积极调整生活方式、积极治疗。

三、腕管综合征需要进行康复治疗吗? 常用康复治疗方法有哪些?

腕管综合征的患者需要进行康复治疗。康复治疗对腕管综合征具有重要意义,常用的康复治疗方法包括健康教育、支具制动、药物治疗、物理因子治疗、运动治疗、注射治疗、小针刀治疗及中医中药治疗。

(一)健康教育

首先,应指导患者避免可能引发腕管综合征的危险因素,如尽量避免长时间、高强度及用力的腕部活动,减少或避免长期使用震动工具,使用键盘和鼠标时手腕处于合适的位置,控制体重,戒烟,避免寒冷环境等。此外,鼓励患者进行适当的有氧运动,这也具有积极的作用。

(二)支具制动

支具制动疗法具有无创、经济、方便、易于被患者接受等优点,是目前最常用的非手术治疗手段,通常作为轻症患者的首选治疗方法,如图4-6所示。该疗法是选用支具、夹板或矫形器等使腕关节制动于中立位,以有效降低腕管内压力,减少正中神经压迫,改善局部血液循环,从而有利于腕管内炎症及水肿的消退,保护正中神经。对于轻症患者,可尝试全天佩戴支具,持续至少4周,而后改为只在夜间佩戴支具,持续3周。大多数患者在2周内可感觉症状有所改善。另有研究表明,全天佩戴支具较仅夜间佩戴支具更为有效。神经电生理研究提示,佩戴支具可缩短正中神经感觉潜伏期,提示该疗法可能从根本上改变腕管综合征的疾病进程。此外,对于疑似的重症患者,也应先采取支具保护,避免症状进一步加重。需要注意的是,如患者佩戴支具超过6周症状仍无改善,应更换治疗方法。

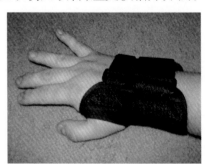

图4-6　腕管综合征支具制动

(三)药物治疗

目前临床常用的治疗腕管综合征的口服药物主要包括神经营养药、非甾体抗炎药等。神经营养药如甲钴胺等,可作为辅酶参与神经细胞的能量代谢,具有一定的神经保护作用。有研究指出,连续应用12周以上的神经营养药物治疗,可在一定程度上改善手部肿胀和运动不适感。非甾体抗炎药可减轻腕管内炎症反应,缓解疼痛。特别是对于合并关节炎或肌腱炎的患者,非甾体抗炎药具有一定的治疗作用。

(四)物理因子治疗

物理因子治疗具有无创、无明显副作用等优点,临床应用广泛。目前常用的物理治疗方法有低剂量激光、超声波(图4-7)、超短波、微波、红外线、低周波、磁疗等。物理因子治疗具有改善循环的作用,可以减轻水肿和炎症反应,改善患者的临床症状。物理因子治疗一般每天或隔天一次,连续治疗3~4周,大部分患者可获得良好的治疗效果。

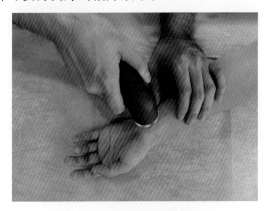

图4-7 超声波治疗腕管综合征

(五)运动治疗

目前较为常用的运动治疗方法有肌腱和正中神经滑行练习,该练习可改善正中神经的血流循环,减轻腱鞘水肿,降低腕管内压力,还可以预防正中神经粘连,对于缓解患手的疼痛、肿胀、无力等症状具有较好的效果。练习包括两个部分:

1.肌腱滑行练习

肌腱滑行练习包括手部的五个动作,伸直、钩状、拳状、桌面状、平拳状,如图4-8所示。

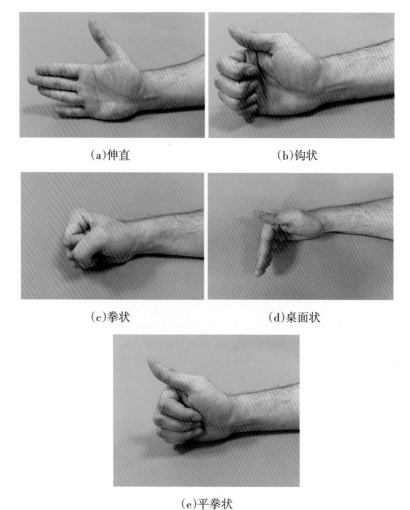

(a)伸直 (b)钩状

(c)拳状 (d)桌面状

(e)平拳状

图4-8　肌腱滑行练习

2.正中神经滑行练习

正中神经滑行练习由六个步骤组成,如图4-9所示。步骤一,腕处于中立位,轻握拳;步骤二,腕处于中立位,伸指;步骤三,伸指伸腕,使手成背伸状,手指并拢;步骤四,保持前面的姿势,大拇指外展;步骤五,保持前面的姿势,前臂旋后;步骤六,保持前面的姿势,对侧拇指轻压该拇指。

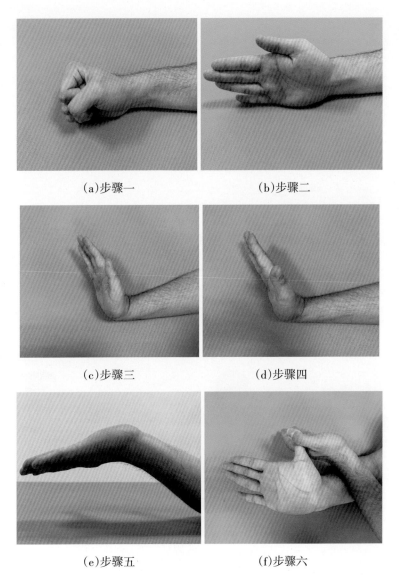

(a)步骤一 　　　　　　　　 (b)步骤二

(c)步骤三 　　　　　　　　 (d)步骤四

(e)步骤五 　　　　　　　　 (f)步骤六

图4-9　正中神经滑行练习

还可通过以下方法进行腕部的正中神经滑行练习:双臂伸向前方,交替伸展和弯曲手腕,手指放松,如图4-10所示。需要注意的是,锻炼时手臂要保持不动。5次/组,5组/天。

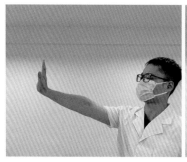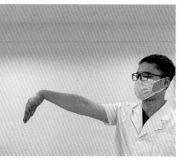

(a)伸展手腕　　　　　　　(b)弯曲手腕

图4-10　腕部正中神经滑行练习

此外,还可进行手臂的正中神经滑行练习:手臂向侧面伸出,手肘弯曲,手掌朝上,手腕向后伸展。伸直肘部至与水平面约呈30°夹角的位置,并在这两个位置之间来回移动,如图4-11所示。5次/组,5组/天。

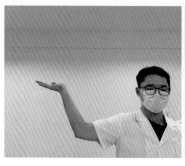

(a)手肘弯曲　　　　　　　(b)伸直肘部

图4-11　手臂正中神经滑行练习

需要注意的是,运动后短时间内可能有轻微的不适感,属于正常反应,一般很快即可消失。如果出现疼痛或症状加重,应该立刻停止锻炼,并及时就医。

(六)注射治疗

糖皮质激素局部注射可减轻腕管综合征的临床症状。其具体机制尚不清楚,可能与激素的抗炎作用有关。目前常用于注射治疗的糖皮质激素有氢化可的松、地塞米松、甲泼尼龙或曲安奈德等。但有研究表明,与其他治疗方法(包括支具制动)相比,糖皮质激素局部注射并没有显著提升治疗效果,还可能出现感染、过敏反应、骨坏死、肌腱断裂、神经或肌腱损伤等不良反应。如注射不慎损伤正中神经可引起疼痛性休克,并有发生感觉、运动功能障碍和持续性神经性疼痛的风险。糖尿病患者应避免使用激素治疗。另外,由于激素潜在的不良影响,不建议超过2次的注射。通常情况下,如果第二次注射后疼痛复发,则建议患者进行手术治疗。虽然糖皮质激素注射治疗可能具有潜在风险,且疗效维持时间较短(通常几个月),但该疗法可作为一种临时性解决方案,对于一些制动及口服药物治疗无效,且短时间内不适宜手术的患者(如妊娠或存在局部、全身手术风险者)来说,是一个很好的选择。近年来,超声引导下进行水分离术也为腕管综合征的治疗提出了新的思路和见解,如图4-12所示。

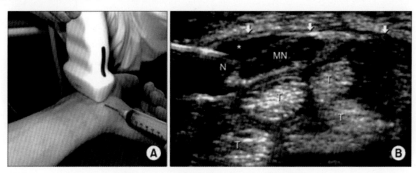

图4-12　超声引导下进行水分离术

(七)小针刀治疗

小针刀可直接作用于病变部位,分离粘连组织,减少神经卡压,改善局部血液循环,减轻手指疼痛、麻木等症状。超声引导下的小针刀松解术可以更准确地直达病变部位,如图4-13所示,可有效降低操作失误的风险。该疗法通常是消毒后以超声波探及病变部位,实行局部麻醉,而后采取适当方式进针,对腕横韧带进行松解。

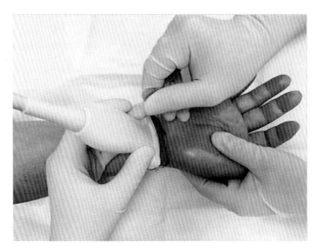

图4-13　超声波引导下的小针刀松解术

（八）中医中药治疗

中医将腕管综合征的病程分为三期,即早期、中期、后期,通过辨证施治,使用按摩、针灸、熏洗等方法结合内服或外用中药取得治疗效果。

1.手法治疗

手法治疗的目的是提高组织的耐力,改善肌肉萎缩,减轻局部压力,促进局部血液循环,达到舒筋活络、消肿止痛的效果。

（1）推揉疏通法:术者在患者前臂屈侧面用多指或鱼际由上向下推揉,将经络疏通;再用双手拇指沿患者前臂上端即正中神经走向区由腕部从上向下进行叠揉。

（2）按揉舒筋法:术者用拇指按摩患者的内关、曲泽、大陵、合谷、阳池等穴数次,再从上至下按摩前臂内侧,并在痛点处重点按摩3~5次。

（3）拇指提拔法:术者用拇指在患者腕部主要痛点进行反复提拔,即摇晃和拔离3分钟以上。此法对正中神经具有通达作用,可促使腕管深部的修复。

（4）温经活血、快速多指松散法:术者用擦法或热敷局部达到温经活血目的,然后拔伸捻动指间关节,再于患者前臂上端向腕部进行多指松散拿捏,以达到理筋活血、通利关节的功效。

2. 药物治疗

中药内服外用主要是在辨证基础上应用,治疗注重以通为用。

早期:活血通络。主方:舒筋活血汤(《伤科补要》)加减。常用药:羌活、防风、荆芥、独活、当归、续断、青皮、牛膝、五加皮、杜仲、红花、枳壳。

中期:益气活血通络。主方:黄芪桂枝五物汤(《金匮要略》)加减。常用药:黄芪、芍药、桂枝、生姜、大枣。

后期:调养气血,温经通络,补益肝肾。主方:当归四逆汤(《伤寒论》)加减。常用药:当归、桂枝、芍药、细辛、甘草、通草、大枣。

3. 针灸治疗

针灸治疗主要在辨证的基础上应用,通过针刺可改善局部供血,从而有效降低腕管内压力,解除正中神经压迫,减轻神经水肿,改善其营养,促进功能恢复。常取阳溪、外关、合谷、劳宫等穴,得气后留针15分钟,隔天1次,也可根据病情变化增减。

4. 中药熏洗

可辅助缩短疗程,提高疗效。常用药方:伸筋草、透骨草、红花、防风、荆芥、桂枝、川芎各30克,煎水熏洗患部,每天早晚各1次,每次30分钟。

四、自行在家锻炼可以替代康复治疗吗?

对于腕管综合征患者,建议到医院进行专业治疗,科学合理的治疗方案对疾病的预后有着至关重要的作用。及时减轻炎症、消除水肿,解除压迫,能最大限度地保存正中神经功能,阻止疾病进展,避免丧失手功能等严重不良事件的发生。家庭锻炼可作为康复治疗的辅助手段,但亦应在专业康复治疗师评估及指导下进行,从而避免错误的锻炼导致病情进一步加重,造成不可逆的损伤。

第五节　腕管综合征的预防保健

一、腕管综合征患者平时应该注意什么？

对于已经确诊的腕管综合征患者而言,积极正规的治疗具有重要意义。此外,在生活中,应注意改变不良生活方式,如错误使用键盘及鼠标等,这可以通过适当的人体工程学方法实现,例如将键盘放置在适当的高度,最好略低于坐位时的肘部高度,避免用力敲击键盘,在打字时尽量减少手的屈伸、外展和内收,如图4-14所示。有条件者可考虑使用分离式键盘,对预防腕管综合征具有很好的效果。

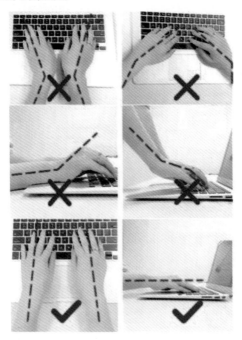

图4-14　使用键盘时正确和错误姿势示范

鼠标摆放高度与键盘相似,不宜过高,使用鼠标时,手臂尽量不要悬空,移动鼠标时采用手臂移动,不要仅弯曲或摆动手腕,以减轻手腕压力,如图

4-15所示。另外,可使用适当的支撑垫,支撑手腕,避免手腕悬空,手及手臂最好处于中立位,以减轻手腕压力。一定要注意劳逸结合,每工作半小时左右可离开座位休息活动10分钟左右。此外,改用垂直式鼠标,对减轻腕部压力有较好的作用。

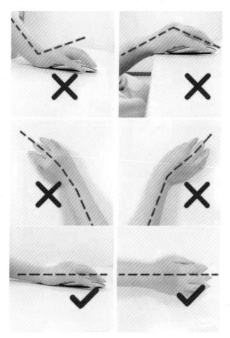

图4-15　使用鼠标时正确和错误姿势示范

另外,控制血糖、减肥等对减缓腕管综合征也具有重要意义。适当的有氧运动可促进腕管综合征的恢复。在日常生活中,可以尝试一些腕部练习,缓解手和手臂的紧张,加强手部力量。

(一)手腕活动度训练

(1)屈曲:轻轻地向前弯曲手腕,保持5秒。10下/组,3组/次。

(2)伸展:轻轻地将手腕向后弯曲,保持这个姿势5秒。10下/组,3组/次。

(3)摆动:轻轻地摆动手腕,类似握手的动作,两端各保持5秒。10下/组,3组/次。

如图4-16所示。

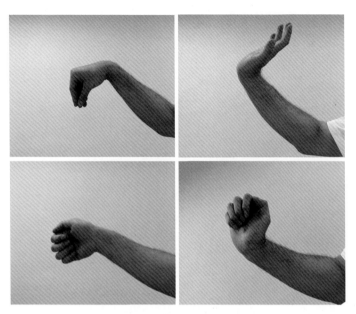

图4-16　手腕活动度训练

（二）手腕伸展训练

用健侧手按压患侧手背，使患侧手腕向下弯曲，保持15~30秒；而后患侧手的手指朝上，弯曲手腕，以健侧手将患手的手指向后按压，保持15~30秒，如图4-17所示。二者交替，3组/次。

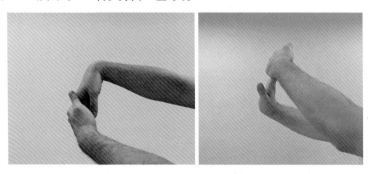

图4-17　手腕伸展训练

（三）肌腱滑动

首先伸直患手的手指，而后轻轻弯曲近端指间关节，保持5秒，如图4-18所示。10下/组，3组/次。

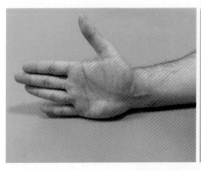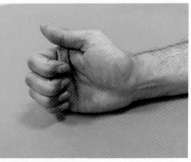

图4-18　肌腱滑动训练

（四）手腕弯曲练习

患手拿一个罐头或一瓶水，手心朝上，屈腕，然后慢慢放下重物，回到起始位置，如图4-19所示。10下/组，3组/次。可逐渐增加罐头或水瓶的重量。

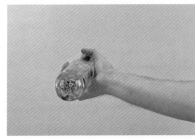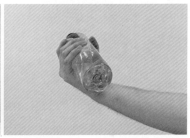

图4-19　手腕弯曲练习

（五）手腕伸展练习

患手拿一个罐头或一瓶水，手心朝下。慢慢向上弯曲手腕，然后慢慢放下重物到起始位置，如图4-20所示。10下/组，3组/次。可逐渐增加罐头或水瓶的重量。

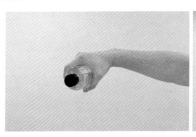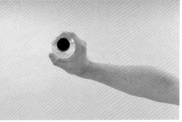

图4-20　手腕伸展练习

(六)抓握练习

挤压一个橡胶球,保持5秒。10下/组,3组/次。

(七)甩手

轻轻地摇动手腕,类似洗手后甩手的动作。每次甩10秒。休息时即可尝试此动作,对改善手腕僵硬有较好的效果。

此外,还可通过按摩放松手腕、前臂的肌肉,如使用迷你泡沫滚筒,将手腕置于滚筒上,来回轻轻滚动,可有效放松腕部。还可至专业治疗师处,进行前臂、手部的按摩,可有效缓解紧张。肩背部的放松对于改善上肢肌肉紧张也具有很好的效果,可选用普通泡沫滚筒,躺在滚筒上,手臂置于身体两侧,打开背部,保持1分钟,可减轻背部和手臂的疲劳。

二、吃"药"能起到预防作用吗?

腕管综合征是正中神经受到压迫所致,改变工作生活方式,避免危险因素是预防腕管综合征的有效方法。目前尚无预防该病的特效药物,因此吃药并不能预防腕管综合征的发生。必须指出,药物的应用需在专业医师指导下进行,以避免乱用药带来副作用。

三、腕管综合征患者健康生活行为知识要点

(1)避免高强度、高频率的反复曲腕、伸腕动作及手部过度用力的动作。

(2)避免腕关节长期用力地扭曲、旋转、左右摆动,避免手指极度的弯曲和不舒适的上臂活动。

(3)避免使用震动工具或减少使用的时间和频率。

(4)在日常生活中应注意腕部休息,避免腕关节过度劳损,不提倡连续劳作,学会适当的休息和自我调节,尽量减少上述多种不利因素同时存在,可经常伸展手腕、甩手,以减轻腕管压力。

(5)通过正确的姿势减少工作负荷,如选择符合人体工程学的鼠标、键盘等。

（6）如果出现单侧或双侧拇指、示指、中指和无名指桡侧（拇指侧）的疼痛、麻木和感觉异常，应及时至医院就诊，科学合理的治疗对疾病的预后有重要作用。

（7）改变不良生活方式，包括控制体重、戒烟等。

（8）积极治疗原发疾病，如糖尿病、痛风、类风湿关节炎、自身免疫性疾病等。

第五章　腰椎间盘突出症

第一节　腰椎间盘突出症的概念

腰椎间盘突出症是腰椎间盘各部分(髓核、纤维环及软骨板)在不同程度退行性病变后,又在外界因素作用下,致使纤维环破裂,髓核从破裂处突出而致相邻脊神经根受刺激或压迫,从而使腰腿产生一系列疼痛、麻木、酸胀等临床症状。

我们先来认识腰椎结构,如图5-1所示。人体的腰椎位于身体的中段,

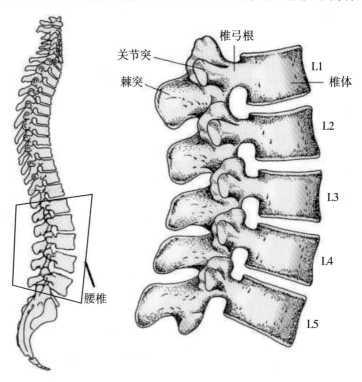

图5-1　腰椎解剖图

上连胸椎,下连骶椎。腰椎一共有5个,每一个椎骨基本上都由椎体、椎弓及从椎弓上发出的突起(包括上、下关节突、横突和棘突等)组成。椎孔由椎体后方和椎弓共同形成。椎孔借韧带等组织相连形成椎管,椎管内有脊髓、马尾和脊神经通过。

　　腰椎间盘位于两个椎体之间,是一个具有流体力学特性的结构,由髓核、纤维环和软骨板三部分构成,其中髓核为中央部分,纤维环为周围部分,包绕髓核,软骨板为上、下部分,直接与椎体骨组织相连,如图5-2所示。整个腰椎间盘的厚度为8~10 mm。纤维环由胶原纤维束的纤维软骨构成,位于髓核的四周。纤维环的纤维束相互斜行交叉重叠,使纤维环成为坚实的组织,能承受较大的弯曲和扭转力,纤维环的前侧及两侧较厚,前部有强大的前纵韧带,而后侧的后纵韧带较窄、较薄。因此,髓核容易向后方突出,压迫神经根或脊髓。当椎体承受纵向负载时,髓核周围的纤维环凭借其良好的弹性向外周膨胀,以缓冲压力,有减震作用,在行走、弹跳、跑步时防止震荡颅脑。此外,髓核与纤维环共同作用,还可使脊柱有最大的活动度,使人能进行腰部的各方向活动。但是纤维环一旦破损,其间包裹的髓核就会穿

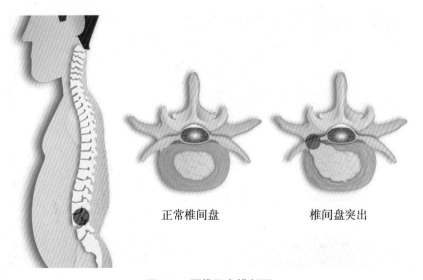

正常椎间盘   椎间盘突出

图5-2　腰椎间盘横断面

过破损的纤维环向外突出，即发生了椎间盘突出（脱出），压迫脊髓或神经根，如图5-3、图5-4所示，则会引起相应的症状和体征。

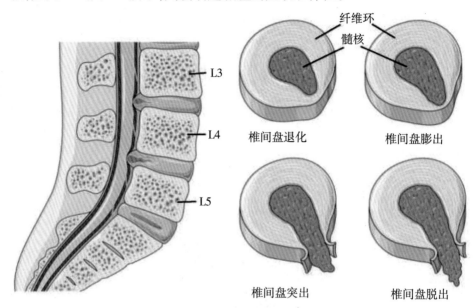

图5-3　腰椎间盘突出病变进展

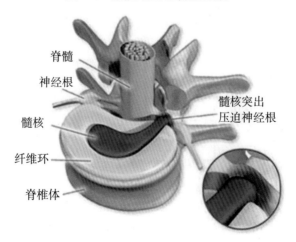

图5-4　腰椎间盘突出压迫神经根

第二节　腰椎间盘突出症的常见病因

一、为什么会发生腰椎间盘突出症？

腰椎间盘突出症的基本病因是椎间盘退变，但是导致椎间盘突出症的诱发因素尚未有明确定论，但是可以确定下列因素与其有关。

(一)内部因素

(1)腰椎间盘的退行性变：髓核的退变主要表现为含水量的降低，并可因失水引起椎体各节段失稳、椎体间松动等小范围的病理改变；纤维环的退变主要表现为坚韧程度的降低，纤维束松弛、断裂；椎间盘在成年之后逐渐缺乏血液循环，修复能力变差。腰椎内原本处于半透明胶冻状的髓核随着机体的老化或损伤逐渐失去原有的弹性和韧性，变成颗粒状的组织，在这种情况下如果髓核受到挤压或者外伤，就会从保护它的纤维环中脱出。

(2)外力的作用：长期反复的外力造成的轻微损害，日积月累地作用于腰椎间盘，加重了退变的程度。

(二)外部因素

(1)突然的负重或闪腰，是形成纤维环破裂的主要原因。

(2)腰部外伤使已退变的髓核突出。

(3)姿势不当诱发髓核突出。

(4)腹压增高时也可发生髓核突出。

(5)受寒与受湿。寒冷或潮湿可引起小血管收缩、肌肉痉挛，使椎间盘的压力增加，也可能造成退变的椎间盘纤维环断裂。

腰椎间盘突出症的发病是内因与外因共同作用的结果。内因是根本，外因是条件。内因是腰椎间盘的退行性变，腰椎间盘经常受体重的压迫，加上腰部经常进行屈曲、后伸等活动，更易对椎间盘造成较大的挤压和磨损，从而产生一系列的退行性变。外因有突然的负重、腰部外伤、腹压增高、外受寒湿、妊娠等。

二、腰椎间盘突出症的常见发生部位是哪里?

腰椎间盘突出症常见发生部位在L4-L5和L5-S1椎间盘,其次是L3-L4椎间盘突出,主要是因为坐位时L4-S1椎间盘负重较大,椎间盘长期处于高压状态从而容易出现突出。

第三节　腰椎间盘突出症的常见临床表现

一、腰椎间盘突出症有哪些自觉症状? 出现什么症状要去看医生?

腰椎间盘突出症的临床表现有以下几方面。

(一)腰痛和一侧下肢放射痛

腰痛和一侧下肢放射痛为该病的主要症状,腰痛常发生于腿痛之前,也可二者同时发生。疼痛具有以下特点:

(1)放射痛沿神经传导,若突出部位发生在L1-L4椎间盘,则放射痛沿股神经传导,影响大腿前侧、内侧及会阴部;若突出部位发生在L4-S1椎间盘,则放射痛沿坐骨神经传导,至大腿后侧外侧,小腿、足背、足底或足趾。故临床上根据放射痛部位推测受压神经根节段,进而明确椎间盘突出部位。

(2)一切使脑脊液压力增高的动作,如咳嗽、喷嚏和排便等,都可加重腰痛和放射痛。

(3)活动时疼痛加剧,休息后减轻。卧床体位:多数患者采用侧卧位,并屈曲患肢;个别严重病例在各种体位均疼痛,只能屈髋屈膝跪在床上以缓解症状。合并腰椎管狭窄者,常有间歇性跛行。

(二)脊柱活动受限

髓核突出,压迫神经根,使腰肌出现疼痛而出现紧张牵拉,可发生于单侧或双侧。由于腰肌紧张,腰椎生理性前凸消失。脊柱前屈后伸活动受限制,前屈或后伸时可出现向一侧下肢的放射痛。腰椎侧凸是一种为减轻疼痛的姿势性代偿畸形,如髓核突出在神经根的内侧时,上身向健侧弯曲,腰椎凸向病侧可松弛受压的神经根;当突出髓核在神经根外侧时,上身向病侧弯曲,腰椎凸向健侧可缓解疼痛。

(三)马尾神经症状

如突出较大,或为中央型突出,或纤维环破裂髓核碎片突出至椎管者,可出现较广泛的神经根或马尾神经损害症状,患侧麻木区常较广泛,可包括髓核突出平面以下患侧臀部、股外侧、小腿及足部。中央型突出时往往两下肢均有神经损伤症状,但一侧较重;应注意检查鞍区感觉,常有一侧减退,有时为两侧减退,并常伴有小便失控、大便秘结、性功能障碍,甚至两下肢部分或大部分瘫痪。

(四)其他体征

除上述主要临床表现外,腰椎间盘突出患者常见的临床检查体征如下:

(1)腰部压痛伴放射痛:椎间盘突出部位的患侧棘突旁有局限的压痛点,并伴有向小腿或足部的放射痛。

(2)直腿抬高试验阳性:患侧抬腿受限,并感到向小腿或足的放射痛即为阳性。有时抬高健肢而患侧腿发生麻痛,系因患侧神经受牵拉引起的。

(3)神经系统检查:如图5-5所示,L3-L4椎间盘突出(L4神经根受压)时,可有膝反射减退或消失,小腿内侧感觉减退。L4-L5椎间盘突出(L5神经根受压)时,小腿前外侧及足背感觉减退。L5-S1椎间盘突出(S1神经根受压)时,小腿外后及足外侧感觉减退,第3、4、5趾肌力减退,跟腱反射减退或消失。神经压迫症状严重者患肢可有肌肉萎缩。

当出现腰部疼痛或下肢放射痛、麻木等症状时,需至医院就诊。在疾病初期症状比较轻微时,经系统检查明确诊断,确定治疗方案,了解今后注意

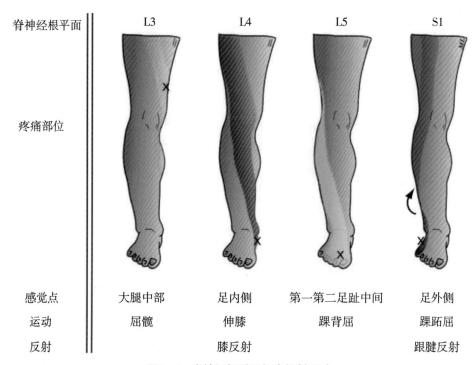

脊神经根平面	L3	L4	L5	S1
疼痛部位				
感觉点	大腿中部	足内侧	第一第二足趾中间	足外侧
运动	屈髋	伸膝	踝背屈	踝跖屈
反射		膝反射		跟腱反射

图5-5 脊神经根受压相应投射区域

事项,避免或延缓疾病进展。

二、需要做哪些检查?

腰椎间盘突出症的诊断除了要依据病史及相应的临床表现,还需要进行相关的检查。常见的检查方法有腰椎X线、腰椎间盘CT、腰椎MRI、下肢神经针刺肌电图检查等。当腰椎间盘突出症急性发作时,血沉指标可见升高。

三、为什么要做这些检查? 检查对治疗预防腰椎间盘突出症有什么帮助?

(一)腰椎X线

单纯X线平片不能直接反应是否存在椎间盘突出,但X线片上可见腰椎有无骨质增生、骨质疏松、小关节紊乱、脊柱弯曲、畸形,以及椎间隙是否狭窄,如图5-6所示。X线是诊断腰椎病变的基础检查方法。

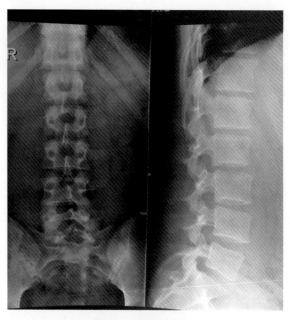

图5-6　腰椎X线片

（二）腰椎间盘CT

CT可较清楚地显示椎间盘突出的部位、大小、形态和神经根、硬脊膜囊受压移位的情况，同时可显示椎板及黄韧带肥厚、小关节增生肥大、椎管及侧隐窝狭窄，骨质增生，骨质疏松，椎间盘突出程度等，如图5-7所示，比X线检查更可靠明确。目前，CT已在临床普遍使用。

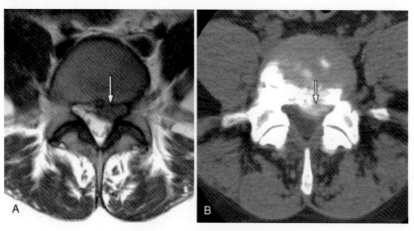

图5-7　腰椎间盘CT检查

(三)腰椎磁共振(MRI)

磁共振(MRI)检查无辐射,可用于判断腰椎有无滑脱,椎间盘突出程度,椎管有无狭窄,骶管囊肿等病变,能清晰地显示椎间盘突出的形态及其与硬膜囊、神经根等周围组织的关系,如图5-8所示。另外,MRI可用于鉴别是否存在椎管内其他占位性病变,但对于突出的椎间盘是否钙化的显示不如CT。目前,MRI检查在临床使用较多。

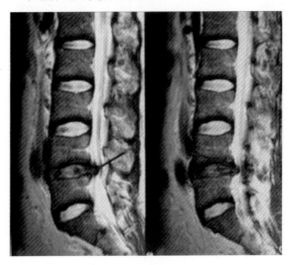

图5-8　腰椎间盘MRI

(四)神经针刺肌电图

肌电图是一项通过检测和研究肌肉生物电活动,以判断神经肌肉系统功能变化的检查。正常肌电图静息时处于静止状态,随着运动的增大,其振幅随着放电频率增加而增大。肌电图可用于区分神经源性损害和肌源性损害。当出现神经源性损害时,说明椎间盘突出压迫神经根。本检查可帮助诊断有无周围神经损害及其严重程度,也可作为保守治疗一段时间后查看神经损伤恢复治疗效果的量化指标。

第四节　腰椎间盘突出症的常见治疗方式

一、腰椎间盘突出症的治疗方式有哪些?

(一)健康教育

在腰椎间盘突出症的急性发作期应告知患者腰痛不是一种严重疾病,多数疼痛预后良好,指导患者保持活动,逐渐增加运动量,尽早恢复工作。

(二)卧床休息

急性发作期腰腿疼痛剧烈时,应指导患者短时间卧床休息。腰椎间盘的压力于坐位时最高,站位居中,平卧位最低。在卧位状态下可去除体重对腰椎间盘的压力。卧床后的制动可减轻肌肉收缩力与椎间韧带紧张力对椎间盘造成的挤压,使椎间盘处于休息状态,有利于椎间盘的营养供应,使损伤的纤维环得以修复、突出的髓核回纳,同时有利于改善椎间盘周围静脉回流、消除水肿、加速炎症消退;还可以避免走路或运动时腰骶神经在椎管内反复移动对神经根的刺激。床铺以足够宽大的硬床上铺褥垫为宜,平卧后可使脊柱得到充分放松。软硬合适的床铺不仅对腰背痛患者是必要的,而且对所有的人也是有益的。

不过,长期的卧床休息不仅对腰痛无积极治疗作用,还会使患者产生过多的心理负担等问题而延误腰椎功能恢复,造成慢性病变。故卧床时间一般以2~3天为宜。不主张长期卧床。

(三)腰围制动

腰围多用帆布或皮革加以钢片制成,上起肋弓,下达腹股沟,起支撑作用。戴腰围可以限制腰椎的运动,特别是协助背肌限制一些不必要的前屈动作,以保证损伤组织可以局部充分休息。特别是急性期患者,因局部的急性炎性反应和刺激,可有不同程度的肌肉痉挛,佩戴腰托后,减少了腰椎的活动,可起到加强保护的作用。合理使用腰围,还可减轻腰背肌肉劳损,在松弛姿势下,减轻腰椎周围韧带的负担,在一定程度上缓解和改善椎间隙内的压力。

不过,腰围不应该长期使用,以免造成腰背部肌力下降和关节活动度降低,从而引起肌肉失用性萎缩,对腰围产生依赖性。戴腰围的时间一般不超过1个月,在佩戴期间,可根据患者的身体和疼痛情况,做一定强度的腰腹部肌力训练。

(四)药物治疗

中西医药物可以缓解椎间盘突出患者的疼痛症状,常用的药物有:

(1)止痛药物:非甾体抗炎药,仅短期应用于中度以上疼痛患者,用药不超过2周。常用的有吲哚美辛、对乙酰氨基酚、布洛芬等。

(2)肌肉松弛剂:可以改善肌肉紧张,缓解疼痛,如鲁南贝特、乙哌立松。

(3)扩张血管药物:可以扩张痉挛血管,改善局部血液循环,加速疼痛物质清除,如烟酸、地巴唑等。

(4)营养神经药物:常用的有谷维素、维生素B_1、维生素B_{12}等。

(5)中药治疗:中医根据辨证施治,多采用散风祛湿、活血化瘀、舒筋止痛等法。常用的中成药有丹参注射液、祖师麻片、仙灵骨葆、肾骨胶囊、活血止痛胶囊、腰痹通胶囊、舒筋活络胶囊等。常用的方剂有四物止痛汤、独活寄生汤、桃红四物汤、骨刺汤、伸筋活血汤等。

(6)外用药物:局部应用止痛擦剂或外用药膏,对减轻因肌肉筋膜炎和肌肉劳损所引起的疼痛有良好的效果,如松节油、冬青油软膏、正骨水、骨友灵、正红花油、关节止痛膏、麝香壮骨膏等。

(五)注射疗法

(1)局部痛点封闭:在压痛点部位行局部注射以缓解疼痛症状。常用的药物有醋酸泼尼松龙、醋酸可的松、利多卡因等,适用于各种软组织损伤类疾病。

(2)经皮阻滞疗法:适用于腰椎间盘突出症。常用骶管裂孔注射阻滞疗法,该疗法是将药液经骶管裂孔注射至硬膜外腔,药液在椎管内上行至患部神经根处发挥治疗作用。

(六)康复治疗

包括物理因子治疗、牵引疗法、作业疗法、运动疗法以及传统康复治疗,如针灸、推拿、刮痧、拔罐、药物熏蒸等。

(七)手术治疗

(1)椎间盘微创手术:微创手术具有创伤小恢复快,不影响脊柱稳定性和操作方便等优点,但也有局限性,如腰椎间盘脱出和椎管狭窄被视为该手术的禁忌证。微创手术有髓核化学溶解疗法、经皮腰椎间盘切除术、经皮激光椎间盘减压术、经皮射频椎间盘消融术、经皮臭氧注射等。

(2)内固定手术治疗:此类手术创伤大,主要针对椎间盘脱出,椎管狭窄等压迫脊髓出现中枢神经损伤的重症患者。手术方式包括融合术、减压术、后路手术等。

二、如果不进行治疗会有什么严重的后果?

腰椎间盘突出症轻微时,卧床休息数天后可自行缓解。如果卧床休息后仍持续不缓解,可采取保守治疗,即药物治疗或康复治疗。若病情严重,采取保守治疗数月后症状未见明显缓解,或出现马尾神经症状、下肢瘫痪等症状时,需要考虑手术治疗。腰椎间盘突出症属于退化性疾病,如果不进行干预治疗,不改变错误的生活方式,会随着年龄增长而逐渐加重,继而进一步压迫周围神经血管,出现大小便异常、下肢瘫痪、间歇性跛行、步行困难等并发症。

三、腰椎间盘突出症需要进行康复治疗吗? 常用康复治疗方法有哪些?

腰椎间盘突出症需要进行康复治疗,常见的康复治疗方式有物理因子治疗(低中高频电疗、磁疗、光疗、热疗等)、牵引治疗、运动治疗、手法治疗、中医传统治疗(包括针灸推拿治疗、中药艾灸熏蒸治疗、拔罐治疗等)。

(一)物理因子治疗

物理因子治疗具有促进局部血液循环、缓解局部无菌性炎症、减轻水肿充血、缓解疼痛、解除粘连、促进组织再生、兴奋神经肌肉、减轻肌肉及软组织痉挛、促进腰部及肢体功能恢复等作用,在腰痛的保守治疗中是不可缺少的治疗手段,在临床上已得到广泛应用。

(1)低频、中频脉冲电疗法:通过不同频率的电流刺激机体,促进肌肉兴奋,引起肌肉收缩,可刺激受损肌肉生长,改善机体疼痛症状。

(2)高频电刺激:高频率电流通过人体时能在组织内产生热效应和非热效应,促进深部炎症因子吸收,改善深部炎症,达到止痛效果。

(3)磁疗:是让磁场作用于人体一定部位或穴位,使磁力线透入人体组织深处以治疗疾病的一种方法。磁疗的作用机制是加速细胞的复活更新,增强血细胞的生命力,净化血液,改善微循环,纠正内分泌的失调和紊乱,调节机体生理功能的阴阳平衡。

(4)热疗:是利用热源介体直接接触人体,或通过红外辐射方式将热传入人体的治疗方法,有改善局部循环、消肿、止痛和缓解粘连的作用。常见的热疗有蜡疗和红外线照射疗法。

(5)放散状体外冲击波:放散状体外冲击波是近些年研究热点,它是一种通过振动、高速运动导致介质极度压缩而聚焦产生具有力学特性的声波,具有消炎镇痛、松解、促进组织再生的作用。

(二)牵引治疗

牵引治疗是腰椎间盘突出症的有效治疗方法之一,如图5-9所示。根据牵引力的大小和作用时间的长短,牵引治疗又可分为慢速牵引和快速牵引。慢速牵引即小重量持续牵引,对缓解腰背部肌肉痉挛有明显效果,痉挛缓解后腰背痛随之减轻。持续牵引时腰椎间隙增宽,可使突出物部分还纳,从而减轻对神经根的机械刺激,同时椎间孔面积也增加,上下关节突关节间隙增宽,对关节滑膜的挤压减轻,使得症状缓解或消失。牵引还可松解神经根粘连,对于手术后神经根粘连引发的一系列症状有较好的疗效。

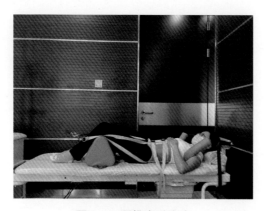

图5-9　腰椎牵引治疗

（三）运动治疗

对于腰椎间盘突出症患者来说,增强腰背肌肉力量是非常重要的。运动治疗以加强腰背肌运动功能为主,做一些腰背肌功能锻炼的康复训练,如平板撑(图5-10)、侧肢撑(图5-11)、臀桥运动(图5-12)、游泳、慢跑等。此外,患者还需要定时进行伸腰、挺胸活动,加强腰椎各个方向的延展性及活动度,拉伸腰背部肌肉和韧带。康复训练可锻炼患者的腰背肌,同时能够减轻腰椎间盘的负荷,增加脊柱的内在稳定性,以防止腰椎间盘突出症病情的加重。

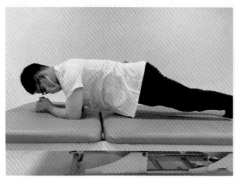

图5-10　平板撑

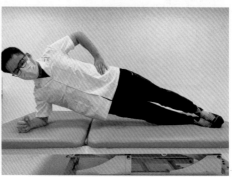

图5-11　侧肢撑

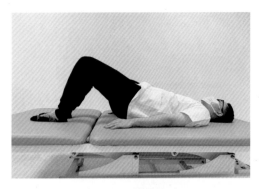

图5-12　臀桥运动

（四）手法治疗

手法治疗是国内外物理治疗师治疗腰痛的常用方法，如图5-13所示。其主要作用为缓解疼痛，改善脊柱的活动度。主要手法有脊柱中央后前按压、脊柱中央后前按压并右侧屈、脊柱中央后前按压横向推压棘突、腰椎旋转、纵向运动、腰椎屈曲、直腿抬高和腰椎牵伸等。

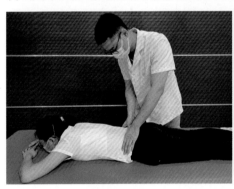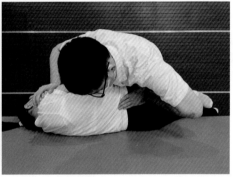

图5-13　手法治疗

（五）中医传统治疗

（1）针灸推拿治疗：通过手法将错位椎体复位，改变突出物与神经根、脊髓的相对位置，减轻或解除压迫。突出的椎间盘压迫了神经根和脊髓，中医的正骨疗法是将错位椎体复位，使椎间孔横径、椎管的矢状径变大，椎间孔和椎管的容积也相应变大，能有效改变突出的髓核和神经根的相对位置，解除或者减轻压迫。针灸具有通经活血、止痛之功效，可消除局部的水肿和炎症,是安全无副作用的止痛手段。中医推拿可以利用手法放松患处周围的肌肉软组织,缓解肌肉的紧张性来缓解疼痛。另外,有针对性地运用指压的手法刺激局部痛点,还可以促进炎症吸收,从而缓解症状。

(2)熏蒸疗法:选用中草药,用煮沸后产生的气雾进行熏蒸,药力借热力直接作用于熏蒸部位,从而起到温通经脉的作用。

(3)拔罐治疗:拔罐是以罐为工具,利用燃烧、抽吸、蒸汽等方式产生负压而吸附于皮肤表面的一种中医治疗性操作。通过一定时间的吸附,可以使局部皮肤充血或淤血,从而达到舒筋活络、消肿止痛的作用。

二、自行在家锻炼可以替代康复治疗吗?

患者自行在家训练不能代替康复治疗。当腰椎间盘突出症急性发作时,需要静卧休息,不能进行剧烈运动,此时需要进行治疗以消炎活血止痛。当症状处于慢性迁延期时,需要进行康复治疗,配合自我康复训练,如增强核心肌群肌力训练,增加腰椎脊柱延展性。患者自行锻炼缺乏病情评估,锻炼方式也会有所偏差,甚至会出现锻炼之后症状加重的可能。而正规的康复治疗,是在医师、治疗师、护士等多方评估以后,确定患者耐受程度及治疗方案,制定整套康复计划,并根据患者病情变化及时修改方案,所以更加的准确高效。

第五节　腰椎间盘突出症的预防保健

一、腰椎间盘突出症患者平时应该注意什么?

(一)佩戴腰托

腰痛严重时可佩戴腰托加以保护,但应为间断性佩戴,不能长时间佩戴,长时间佩戴容易导致腰腹部肌肉萎缩、肌力下降,反而使得腰背部稳定性变差。对于患者来说,佩带腰托的主要目的是制动,通过限制腰椎的不利运动,特别是协助背肌限制一些不必要的前屈动作,以保证损伤的腰椎间盘可以局部充分休息。

(二)睡眠姿势

一般而言,睡姿应使头颈保持自然仰伸位最为理想,不要睡软床,我们正常脊柱有一个"S"形的生理弯曲度,卧床休息的时候应选择软硬适中的床垫,过软、过硬的床垫都会对脊柱的生理弯曲度产生不利影响,不利于腰椎间盘突出的康复。起床时,最好先采取侧卧位,然后在双上肢的支撑下,使躯干离开床面。

(三)站立体位

长时间站立工作者,应适当使双臂上伸和做蹲体动作,这样可使腰部骨关节及肌肉得到调节,消除疲劳,延长腰肌耐力。应尽量避免在一个固定的体位下持续工作。经常需要长时间站立的工作者(如外科医生、护士、交警等)应学会"站立平腰保护法":轻轻收缩臀肌,双膝微弯,此时骨盆即转向前方,腹肌内收,腰椎生理前凸变平。这样就可以调节脊柱负重线,达到消除疼痛和疲劳的目的。

(四)坐位

长时间坐位工作者除要注意坐姿和经常活动腿外,自坐位起立时,应先将上身前倾,两足向后,使上身力量分布在两足,然后起立。

(五)饮食

腰椎间盘突出症患者平时可多食一些含有增强骨骼强度、肌肉力量,提高恢复功能的营养成分。用一句话说,就是多食能保持营养平衡的食物,特别是富含钙、蛋白质、B族维生素、维生素C、维生素E的食物,这些营养素是不可缺少的。腰椎间盘突出患者由于生病而减少了一定的活动量,所以饮食的摄入量应适当减少。特别是在急性期卧床的患者,除活动减少外,消化功能也明显降低,胃肠蠕动变慢,应多吃蔬菜、水果及豆类食品,尽量少吃肉及脂肪含量较高的食物,因为高脂饮食易引起大便干燥,导致排便用力。

(六)锻炼

腰椎间盘突出症患者适当地进行一些体育运动,不仅可增强腰部血液循环而起到缓解腰椎间盘突出的作用,而且还可以加强腰背肌的力量,使腰椎稳定性增强,起到减少腰椎间盘突出症复发的作用。此外,瑜伽等运动可加强脊柱延展性,放松脊椎各小关节及肌肉,增强脊柱柔韧性,减轻脊柱压迫。游泳运动也很适合腰椎间盘突出症患者,但应注意运用正确的游泳姿势及游泳池水温不宜过低,并在游泳前要进行充分的准备活动,游泳的时间不宜过长,运动中有一定的时间间歇,以免腰部过度疲劳。

(七)注意腰部保暖

腰部十分敏感,冷空气的刺激会导致腰部小血管收缩,血液不通畅,腰部神经受到刺激而加重腰椎间盘突出症状,使疼痛加重。因此,患者应做好腰部保暖工作,必要时进行腰部热敷以促进血液循环,帮助缓解疼痛症状。

(八)活动

平时不要做弯腰又用力的动作,急性发作期尽量卧床休息,疼痛缓解后也要注意适当休息,不要过于劳累,以免加重疼痛。提重物时不要弯腰,应该先蹲下拿到重物,然后慢慢起身,尽量做到不弯腰。同时,要避免爆发用力。椎间盘处于两个腰椎椎体中间,承受着腰椎的压力和运动。如果突然承受超负荷爆发力,就容易使椎间盘损伤。

(九)控制自己的体重

有椎间盘突出的人,在日常生活当中还需要注意控制自己的体重,体重的增加会使得脊柱承受的负荷加大,极易加重椎间盘突出症状。饮食要有节制,饮食结构要合理,多食新鲜的蔬菜水果,不偏食。

二、吃"药"能起到预防作用吗?

腰椎间盘突出症是退变性疾病,当出现腰腿部疼痛、麻木、肌肉酸胀时,常给予消炎止痛活血药物治疗,但这些药物并不能起到预防作用,只能改善症状或减少疾病发作。且活血止痛药物有各种副作用,当症状较轻时,最好避免药物治疗,只需休息,适当运动,并注意改变不良生活习惯即可;当病情较重时,才需适当配合使用药物治疗。

三、腰椎间盘突出症患者健康生活行为知识要点

(1)注意腰部保暖,避免受凉,尤其在夏季要避免空调直吹。

(2)避免弯腰搬重物,避免腰部剧烈扭转活动。

(3)避免久坐久站,注意劳逸结合,坐姿要端正,坐立位40分钟左右改换姿势,放松肌肉、活动下肢5~10分钟。

(4)饮食应清淡,忌辛辣食物,宜高蛋白饮食,控制体重。

(5)注意腰部肌肉锻炼,腰背部拉伸训练,加强核心肌群力量训练。

(6)急性发作时,严格卧床休息,2~3天疼痛缓解后,开始下地进行适当运动。

(7)佩戴腰托对腰椎加以保护,应间断性佩戴,不得长时间持续佩戴,卧床时无须佩戴。

(8)疼痛发作时避免盲目用药以免延误病情。

(9)出现腰痛或下肢痛症状时,及时到医院就诊。

第六章　腰椎管狭窄症

第一节　腰椎管狭窄症的概念

腰椎管狭窄症(lumbar spinal stenosis,LSS)是一种临床综合征,是指腰椎管腔,包括全椎管(中央椎管)、侧椎管(神经根管)因各种原因发生骨性或纤维性结构异常,导致一个节段或多个节段的管腔狭窄、马尾神经和神经根卡压,而产生的临床症候群。腰椎椎体骨性结构如图6-1所示。

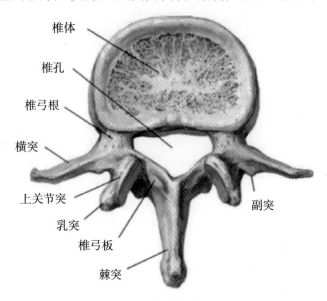

椎体
椎孔
椎弓根
横突
上关节突
乳突
椎弓板
棘突
副突

图6-1　腰椎椎体骨性结构

自1954年有学者首先提出"腰椎管狭窄症"这一疾病诊断起,迄今为止科学家们对该病的病因、临床表现和治疗已有了较深刻的认识。根据病因,椎管狭窄症可分为先天性椎管狭窄、退行性椎管狭窄、其他原因所致椎管狭窄及医源性椎管狭窄。根据狭窄的部位,椎管狭窄症又可分为中央性椎管狭窄、周围性神经根管狭窄和二者同时并存的混合性椎管狭窄。其中,由腰椎间盘突出症所致椎管容积减小引起症状者不列入腰椎管狭窄症内,但腰椎管狭窄症可以合并椎间盘突出,其并发率在20%~60%。本病多见于50岁以上人群,男性多于女性。

典型临床表现为:①腰痛伴间歇性跛行;②直立或行走时腰痛,下肢麻木,前屈时疼痛、麻木症状可缓解,骑自行车时常无任何症状;③上坡容易,下坡难;④腰部后伸时出现腰腿痛及麻木症状加重,但体征较少。中央型有上述典型症状,侧隐窝和神经根管狭窄多为单侧严重的坐骨神经痛,直腿抬高试验阳性,下肢感觉迟钝,肌力和反射改变,有类似腰椎间盘突出症的临床表现。

第二节　腰椎管狭窄症的常见病因

一、为什么会发生腰椎管狭窄症?

原因主要有先天性椎管狭窄、退行性椎管狭窄、其他原因所致椎管狭窄及医源性椎管狭窄。

二、腰椎管狭窄症的发生与哪些因素有关?

(一)先天性椎管狭窄

(1)先天性小椎管:先天性椎弓根短及椎弓根内聚以致椎管矢状径及横径变小。年幼时没有症状,随着生长发育,椎管及其内容物逐渐不相适应,出现狭窄症状。但部分患者椎管小,其神经也细,故相对容积并不一定小,可不出现症状。

(2)软骨发育不全症:在发育过程中逐渐发生狭窄而出现症状。

(3)先天性椎弓峡部不连和腰椎滑脱:由于椎体不同程度地滑移使椎管

在此平面上狭窄,同时存在的椎弓峡部软骨和纤维组织增生也可以压迫神经根。一般在发育后期或中年后合并脊柱退变时,才出现症状。

(4)先天性脊柱裂:脊柱裂处瘢痕组织增生和粘连造成对硬膜和神经根的牵拉、刺激和压迫。

(二)退行性椎管狭窄

退行性变(简称"退变")是腰椎管狭窄症最常见的病因。中年以后,脊柱逐渐退变,其发生的时间和程度与个体的体质、职业、劳动强度及有无创伤等有关。退变一般先发生在椎间盘,髓核组织含水量减少,椎间盘高度减小,其富有的生物弹性功能减退,不能将其承受的压力向四周传播;由于椎间盘生物力学的改变引起后方小关节的紊乱,继发椎管骨与纤维性结构的肥大和增生性退变,从而引起椎管狭窄,如图6-2所示。

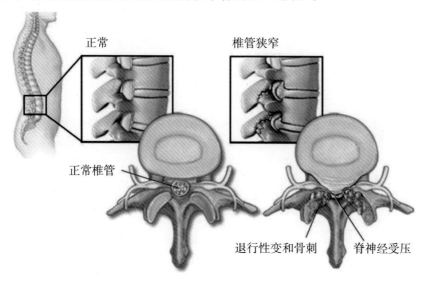

图6-2 退行性椎管狭窄

(三)其他原因所致椎管狭窄

其他骨病和创伤,如畸形性骨炎、脊柱结核、脊柱化脓性感染、肿瘤、椎间盘突出、创伤等均可以引起椎管狭窄,但这类疾病本身具有明确的独立诊断,椎管狭窄只是其病理表现的一部分,故不宜诊断为椎管狭窄症。

(四)医源性椎管狭窄

医源性椎管狭窄多数由腰椎手术所致,其主要原因包括:

(1)手术创伤及出血引起的椎管瘢痕组织增生及粘连。

(2)手术破坏了脊柱的稳定性,引起脊柱滑移、继发创伤性骨纤维结构增生。

(3)全椎板或半椎板切除术后,后方软组织突入椎管并与硬膜粘连。

(4)脊柱后融合术后引起的椎板增厚。

(5)手术时椎管内遗留碎骨块未完全取出。

(6)经暴力反复推拿者,椎管内可有明显粘连及骨与纤维组织增生,导致椎管狭窄。

三、哪些是好发人群?

本病多见于50岁以上人群,男性多于女性。可能与男性劳动强度和腰部负荷较大有关。其发病隐匿,常在不知不觉中逐渐出现症状。

第三节　腰椎管狭窄症的常见临床表现

一、腰椎管狭窄症会出现哪些症状? 出现什么症状要去看医生?

中央型椎管狭窄与侧隐窝狭窄的症状略有不同,以下分开叙述。

1.中央型椎管狭窄症

中央型椎管狭窄症患者通常继腰痛之后逐渐出现双下肢酸胀、麻木、疼痛或无力。症状的轻重常与体位有关,后伸加重,前屈时减轻,最典型的表现是神经性间歇性跛行,其特点是步行数十米至数百米即出现下肢疼痛、麻木、酸胀、无力等症状,继续行走时症状进一步加重,当坐下或蹲下休息后症状即明显减轻或消失,又可继续行走,但行走不远后,症状又出现,并反复发生。70%~80%的患者有马尾神经性间歇性跛行,其特点是安静时无症状,短距离行走即出现腿痛、无力及麻木,站立或蹲坐少许时间症状又消失。病变严重者,挺胸、伸腰、站立时亦可出现症状。马尾神经性间歇性跛行与闭塞性脉管炎的血管性间歇性跛行的不同处是后者下肢发凉,足背动脉搏动消失,而感觉、反射障碍较轻,且冷水诱发试验阳性(无必要者不需测试)。椎间盘突出症的根性神经痛及间歇性跛行平时伴有腿痛,且大多为单侧性。

2.侧隐窝狭窄

侧隐窝狭窄系因自硬膜囊穿出的神经根受压迫,其症状与单侧腰椎间盘突出症相似,但其根性神经痛往往比椎间盘突出症更加严重。疼痛从腰臀部向下肢放射,常有麻木感。L4神经根受卡压时,放射性疼痛及麻木感位于小腿前侧;L5神经根受卡压时,放射性疼痛及麻木感位于小腿外侧及足背内侧。疼痛往往呈持续性,活动时加重,但体位变化对疼痛的影响不如中央型椎管狭窄症明显,间歇性跛行也不甚典型。

症状多、体征少是本病的特征之一。尽管患者主诉较多,但在早期安静时体检常无发现,腰椎后伸诱发疼痛较前屈多,直腿抬高试验在单纯性椎管狭窄者可为阴性,但在继发性椎管狭窄症者中阳性率可高达80%甚至以上。步行时小腿无力,并有麻木感。原发者多无肌萎缩症状,但继发性病例尤其是腰椎间盘突出症者的肌萎缩症状明显。临床较常见的体征是患者直立位腰部后伸一定时间后,可出现下肢麻木、酸痛感。在椎管狭窄造成神经组织持续压迫前,多数患者无明显阳性体征,腰部无压痛及活动受限,直腿抬高试验阴性,下肢感觉、肌力、反射等大多正常。当发生神经组织持续性压迫后,可出现受压的马尾神经或神经根支配区的肌力及感觉减退、腱反射减弱或消失。部分病例出现大小便障碍等马尾神经症状,极少数有神经根受压表现、直腿抬高试验及加强试验阳性。部分患者症状突然加剧,而查体时症状与体征不符,表明椎管狭窄具有体位性、动态性致病或加剧的特点,直腿抬高试验多为阴性。

如前所述,本病主要症状为腰骶部疼痛及间歇性跛行。腰骶部疼痛常涉及两侧,站立、行走时加重,卧床、坐位时减轻。患者中主诉腿痛者比椎间盘突出症者明显为少。症状产生原因除椎管狭窄外,大多数因合并椎间盘膨出或侧隐窝狭窄而致。

归纳以上症状,即为间歇性跛行、主诉多而阳性体征少及伸腰受限三大特征,当出现这些情况时请及时就医。

二、需要做哪些检查?

怀疑有腰椎管狭窄症时应及时就医,就医时可以做如下检查:腰椎X线片、腰椎CT、腰椎MRI、B超检查、造影检查、肌电图及其他一般实验室检查等。

三、为什么要做这些检查? 检查对治疗预防腰椎管狭窄症有什么帮助?

(一)腰椎X线片

腰椎X线片可进行椎弓根间距、椎管前后径、椎管椎体前后径比率、椎管形状等测算,判断椎管狭窄的存在及其狭窄程度。由于影响因素较多,如投照距离、放大率、骨性重叠等,难以反映其侧隐窝及软组织的病理变化,准确性欠佳。但对椎间隙狭窄、关节突肥大、关节突间距变小、椎弓根变短、腰椎生理曲度改变、椎体后缘骨质增生、后纵韧带钙化、假性椎体滑移等征象,均有重要的参考价值。

(二)腰椎CT

腰椎CT对本病的诊断价值较大,可以直接显示椎管骨性狭窄部位,如椎体后缘、关节突、椎弓根、椎板等部位的肥大增生,也可显示椎间盘突出、黄韧带肥厚等情况;同时可对椎管、侧隐窝的大小进行准确的测量,并可观察硬膜囊、神经根受压或受牵拉的情况,如图6-3所示。中央型椎管狭窄时,CT扫描软组织窗显示其椎管矢状径<11.5毫米、横径<16.5毫米,骨窗显示其椎管矢状径<13毫米、横径<17毫米;当软组织窗矢状径<8毫米、横径<11.5毫米,骨窗显示其椎管矢状径<9.5毫米、横径<13毫米时为绝对狭窄;侧隐窝前后径>5毫米为正常,4毫米为临界状态,<3毫米为狭窄。由于扫描平面选择、彩像技术误差及扫描医师水平的影响,椎管狭窄CT扫描的诊断准

确率仅为75.4%。通过造影剂强化可使CT扫描的诊断准确率提高至98%。

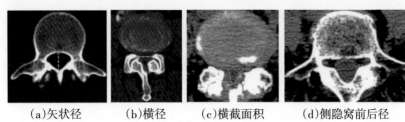

(a)矢状径　　(b)横径　　(c)横截面积　　(d)侧隐窝前后径

图6-3　腰椎CT检查

(三)腰椎MRI

腰椎MRI能方便地完成腰椎横断面、冠状面和矢状面成像,因而可以清楚地区别各种组织的解剖形态,尤其能够早期提示组织的病理生理改变。MRI较CT能更清楚地对骨性椎管、硬膜外脂肪、硬膜囊、脑脊液、脊髓等结构做出影像区别,对其鉴别诊断也具有重要价值。但是,MRI的骨性组织信号低,因而易引起识别困难。此外,MRI对马尾神经粘连和神经根异常的显示不如脊髓造影。

(四)B超检查

B超图像可分辨骨性和软组织性椎管狭窄。椎体后缘增生、椎间盘骨化、小关节增生肥大等,在超声图像中均可清晰辨认。对于黄韧带肥厚、后纵韧带钙化、椎管内脂肪结缔组织纤维变性,也均可显示较亮的光带或回声增强的光点、光团,使椎管暗区变小,形状不规则。

(五)造影检查

脊髓造影、硬膜外造影、脊髓静脉造影等方法对椎管狭窄都有重要的诊断价值,其中脊髓造影是确定椎管狭窄最有价值的方法。脊髓造影可以了解狭窄的范围、硬膜囊和神经根袖受压的程度,亦可排除马尾圆锥处的椎管内肿瘤,当脊髓造影显示腰椎管前后径小于10毫米时,则通常出现腰椎管狭窄症状。由于硬膜囊与椎管壁之间有一定的间隙,故造影显示的腰椎管前后径小于实际椎管管径。

中央型椎管狭窄造影检查的主要表现为蛛网膜下隙部分或完全梗阻。

完全梗阻时出现造影剂完全中断,部分梗阻时表现为不同程度的单个或多个平面的充盈缺损。充盈缺损位于后方时,多为椎板增厚及黄韧带肥厚;位于前方,则可能为锥体后缘骨质增生。如缺损在椎间盘平面,则多为椎间盘突出或膨出;位于侧方,可能是关节突肥大增生,也可能是侧方黄韧带肥厚、椎板增厚或较大的一侧椎间盘突出。动态观察时可见腰前屈时椎管梗阻明显好转,腰后伸时梗阻明显加重。采用碘油造影剂时,侧隐窝狭窄及神经根狭窄往往不被发现,而采用水溶性造影剂时则可见神经根显影变短、变淡、压迹、不显影等改变,这些改变也可见于椎间盘突出症。

(六)一般实验室检查

一般实验室检查对本病帮助不大,但在鉴别诊断中有一定的价值,部分患者脑脊液蛋白含量增高,最高者可达 4 000 毫克/升。有学者认为脑脊液蛋白含量的高低取决于椎管狭窄的程度和穿刺位置。

及时就医检查能帮助我们更早地明确诊断,就能更早地进行干预,实现早发现、早治疗。

第四节　腰椎管狭窄症的常见治疗方式

一、腰椎管狭窄症的治疗方式有哪些?

(一)非手术治疗

以往认为腰椎管狭窄症为病变不断进展、病情不断加重的疾病,故多主张确诊后早期手术治疗。然而新近研究表明,该病应先行保守治疗,根据病情改善情况再确定是否需行手术治疗。

对尚未形成持续性神经压迫的早期狭窄者可先试用非手术治疗。这是因为当休息及体位合适时,腰椎管狭窄对马尾神经及神经根并不构成压迫,而当体位不适及活动时则出现神经压迫或刺激,引起马尾神经、神经根、硬膜囊及硬膜外组织的水肿、增生或肥厚而产生临床症状。非手术治疗虽不能消除椎管的骨与纤维结构增生，但可消除神经根、马尾、硬膜及硬膜外组织的炎性水肿，从而解除压迫并使症状缓解。

非手术治疗的方法包括：

(1)卧床休息、牵引、按摩、理疗、腹肌锻炼、腰围保护等，后文将详细介绍。

(2)药物治疗：非甾体抗炎药除了能减轻神经受压所致的炎性反应，还具有止痛效果。这类药物种类较多，有无确切治疗效果尚待观察。而且，这类药物有不同程度的副作用，故胃及十二指肠溃疡、肝肾功能异常者慎用。新近研究表明，肌注降钙素可减轻该病症状，增加行走的距离。使用脱水剂有利于病变软组织消肿，改善狭窄状态。常用的口服药物包括氢氯噻嗪(双氢克尿噻)、呋塞米(速尿)，也可静脉滴注高渗葡萄糖、20%甘露醇或10%低分子右旋糖酐等。

(3)硬膜外激素封闭治疗：有关采用硬膜外激素封闭治疗腰椎管狭窄症的疗效目前仍有争议。一般认为用其治疗根性神经痛的效果较差。临床前瞻性双盲对照研究表明，硬膜外注射生理盐水与硬膜外注射激素用于减轻根性神经痛，二者之间没有显著性差异。另有学者认为，这一疗法虽有可能出现硬膜外血肿、感染及脑膜炎等并发症，但在非手术治疗中仍是一种可取的治疗方法，并具有相对安全、不良反应小、患者易于接受等优点。

(二)手术治疗

腰椎管的骨狭窄与纤维性狭窄一般难以自行解除，因此对产生持续性压迫，患者生活质量下降，疼痛较重不能耐受，经保守治疗3个月以上无效时，应考虑手术治疗。同时其症状和体征应与影像学改变相一致，而单纯影像学改变绝不能作为其手术指征。

腰椎管狭窄症手术治疗的目的是解除压迫马尾神经和神经根的狭窄因素，减轻症状而并非治愈该病。术后仍有相关组织增生长入减压区的可能，使神经组织再次受压而导致病症复发。手术也难以使退变的椎间盘和小关节恢复正常,更难以中止脊柱退行性变的自然发展过程。腰椎管狭窄症椎管减压术的术式较多,可分为全椎板切除减压、半椎板切除减压及椎板间开窗减压。

术后处理:术后置引流管负压吸引36~48小时,当引流量少于20毫升/天时即可拔除引流管。减压术后脊柱稳定的患者卧床3~4周,之后在腰围或支具保护下开始行走活动;3个月内避免久坐,1年内不能负重。术后脊柱不稳定而作植骨融合的患者,需卧床12周后在腰围或支具保护下起床活动。活动量要由小至大逐渐进行。

二、如果不进行治疗会有什么严重的后果?

腰椎管狭窄症无论采取何种治疗措施均是为了缓解症状。研究发现,5年后70%的患者疼痛不再进展,进入平台期,15%的患者症状加重,而另外15%的患者疼痛症状自然缓解;另外,经过理疗、非甾体抗炎药、功能锻炼等保守治疗,2年后大部分患者的症状不再进展。另一研究表明,牵引等治疗可改善腰椎管狭窄症患者的疼痛症状及活动能力。但是如果不进行治疗,患者则会出现症状加重、步行困难甚至失去步行能力,并且出现二便失禁等严重后果。

三、腰椎管狭窄症需要进行康复治疗吗? 常用康复治疗方法有哪些?

腰椎管狭窄的患者需要进行康复治疗,无论是需要手术的患者还是不需要手术的患者,都需要进行康复治疗,尤其是需要手术的患者,术前及术后均需要进行康复治疗。常用康复治疗方法包括卧床休息、牵引、按摩、理疗、腹肌锻炼、腰围保护、腰部保健操等。

(一)卧床休息

有急性发作症状时,卧床休息最为重要,一般可取屈髋、屈膝侧卧位,不习惯长期侧卧位者亦可在膝部垫高后屈髋屈膝仰卧,每日尽量卧床,直至症状基本缓解。

（二）牵引、按摩、理疗

（1）骨盆牵引可帮助患者放松腰肌，并可以使腰椎的椎间隙变大，减少神经根水肿，减少对硬膜囊的刺激。

（2）腰部按摩亦可放松腰部肌肉，但腰椎管狭窄的患者不宜做腰部推拿，尤其不可做重力推拿。

（3）用于腰椎管狭窄的患者的理疗方法主要包括热疗、冰疗、超声、电刺激等，可提高痛阈、改善局部血液循环、缓解肌肉疲劳痉挛等，对消除组织水肿和辅助腰椎活动有益。

牵引、按摩、理疗可延迟手术治疗，改善患者全身情况，即使不能减轻症状，也有利于让患者更好地接受手术治疗。

（三）脊柱柔韧性训练

可仰卧位，保持上背部不动，紧贴床面，缓慢扭转骨盆做左右旋转动作，如图6-4所示；亦可坐位，保持骨盆不动，放松腰背肌肉做腰椎屈、伸、左右侧弯运动。动作速度要平稳缓慢，幅度应逐渐增大，避免引起疼痛感受。

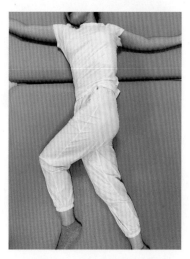

图6-4　脊柱柔韧性训练

（四）腹肌锻炼

腹肌锻炼可使腰椎管生理前突得到暂时减小，从而缓解症状。可仰卧位，双上肢平伸，双下肢尽量抬起，如图6-5所示；亦可保持下肢及腰部紧贴床面，尽量将头部、胸部抬起。

（五）腰背肌训练

（1）挺胸：仰卧位，双肘支撑

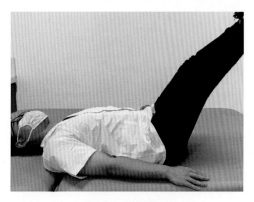

图6-5　腹肌训练

床面,抬起胸部和肩部。

(2)半桥:仰卧位,双腿屈曲,抬起臀部同时挺胸挺腰,犹如"半桥",如图6-6(a)所示。

(3)俯卧撑:俯卧位,用双手支撑床面,先将头抬起,然后上身和头部抬起,并使头抬起后伸,如图6-6(b)所示。

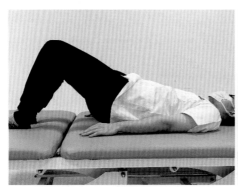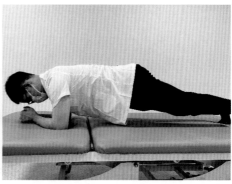

(a)半桥   (b)俯卧撑

图6-6　腰背肌训练

(六)腰围保护

可增加腰椎的稳定性,以减轻疼痛,但应短期应用,并加强腰背肌的锻炼,以免发生腰肌萎缩。

(七)手法治疗

手法治疗是物理治疗师治疗腰痛的常用方法,主要作用为缓解疼痛,改

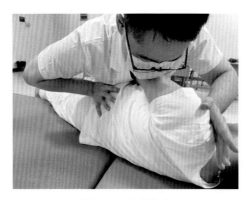

善脊柱的活动度。主要手法有脊柱中央后前按压、脊柱中央后前按压并右侧屈、横向推压棘突、腰椎旋转、纵向运动、腰椎屈曲、直腿抬高和腰椎牵伸等,如图6-7所示。

(八)中医传统治疗

中医传统治疗方法包括针灸、推拿、膏药、刮痧、拔罐、药物熏蒸

图6-7　手法治疗

等,可以起到活血化瘀、舒筋活络、消炎止痛作用,进而达到标本兼治的目的。治疗期间应避免剧烈运动,不能久坐,不能使腰部猛然受力。中医还可以通过手法将错位椎体复位,使椎间孔横径、椎管的矢状径变大,椎间孔和椎管的容积也就相应变大,能有效解除或者减轻压迫。针灸具有通经活血、止痛之功效,可消除局部的水肿和炎症,是安全无副作用的止疼手段。中医推拿可以利用手法放松患处周围的肌肉软组织,通过缓解肌肉的紧张性来缓解疼痛。另外,有针对性地运用指压的手法,刺激局部痛点,还可以促进炎症吸收,从而缓解症状,这种方式对人体无副作用。

(九)运动治疗

患者腰背肌肉松弛,不能很好地支撑脊柱,使腰椎失去稳定性,导致腰椎和腰椎间盘转变,因此腰椎间盘突出症患者增强腰背肌肉力量非常重要。以加强腰背肌功能锻炼为主,做一些腰背肌功能锻炼的康复训练,如游泳、慢跑等。患者还需要定时进行伸腰、挺胸活动,有需要的还可以使用宽的腰带。康复训练可锻炼患者的腰背肌,同时能够减轻腰椎间盘的负荷,增加脊柱的内在稳定性,以防止腰椎间盘突出症病情的加重。

此外,针对需要手术的患者,术前进行腰背肌力量训练,也有助于术后康复训练时更快适应,可帮助患者更好地克服术后起床活动的恐惧感;同时配合针灸治疗的机械刺激,有助于增加腰背肌内毛细血管灌注、改善肌肉血液循环,从而缓解疼痛、增加肌力。术前训练强度和频率应依据医生制定的个体化计划,强调循序渐进。

术后早期让患者卧床,行下肢肌肉收缩训练及直腿抬高训练,有助于增加肌力、改善下肢静脉血液回流。早期离床锻炼更能提高下肢血液循环,有效减少深静脉血栓的形成,并能减少尿潴留、便秘等腰椎术后常见并发症。

四、自行在家锻炼可以替代康复治疗吗?

自行在家锻炼并不能取代康复治疗。自行在家锻炼缺乏科学指导可能因为体位姿势不当等反而加重病情,得不偿失,因此还是建议前往正规医疗机构在专业医师的指导下行康复治疗锻炼。

第五节　腰椎管狭窄症的预防保健

一、腰椎管狭窄症患者平时应该注意什么?

(一)生活、饮食管理

(1)注意戒烟、酒。

(2)健康饮食:少食多餐,清淡饮食,规律饮食,多吃蔬菜水果,少食刺激性食物。

(3)佩戴支具:可减轻腰部肌肉劳损,缓解椎间隙压力,也要注意避免长时间佩戴,以免腰椎肌肉萎缩。

(4)生活管理:患者尽量避免劳作弯腰,躺倒时尽量平卧,保持身体平直。避免久站、久坐,以减轻对脊柱的压力。

(二)适当锻炼

腰痛患者适当地进行一些体育运动,不仅可以改善腰部血液循环,而且还可以加强腰背肌的力量,使腰椎稳定性增强,起到减少腰痛复发的作用。有代表性的运动有倒走、仰卧架桥、左右转腰等。练习瑜伽也可加强脊柱延展性,放松脊椎各小关节及肌肉,增强脊柱柔韧性,减轻脊柱压迫。

二、吃"药"能起到预防作用吗?

吃药只适用于症状重者,可予镇痛药缓解症状,但不宜长期使用。常用的药物种类如下:

(1)非甾体抗炎药:常用药物有洛索洛芬钠、塞来昔布、双氯芬酸等。非甾体抗炎药可以口服或者外用,对缓解腰痛疗效确切。但要注意,口服非甾体抗炎药可能导致胃黏膜出血或产生胃部不适症状,因此有消化道溃疡或者胃出血的患者应避免口服这类药物。

(2)抗抑郁类药物:此类药物作用于中枢神经系统,可能对慢性疼痛有缓解作用。

(3)肌肉松弛药、麻醉镇痛药:在使用非甾体抗炎药时,可以联用本类药物。对于症状严重但单用非甾体抗炎药效果不佳者,可短期内使用麻醉镇痛药。存在中枢神经系统不良反应、疼痛症状不严重的患者,使用肌肉松弛药弊大于利。

(4)营养神经类药物:临床常用甲钴胺等。不良反应为偶见过敏,食欲不振、恶心、呕吐、腹泻等。禁用于对甲钴胺或处方中任何辅料有过敏史的患者。如果服用一个月以上无效,则无须继续服用。

三、腰椎管狭窄症患者健康生活行为知识要点

(1)卧床休息时床板硬度要适中,不可太软。

(2)制动并佩戴围腰等支具以限制腰部活动、维持腰椎姿势,从而缓解疼痛。但应该注意佩戴时间,避免持续佩戴超过1个小时,佩戴过久可引起腰背肌肉萎缩,反而失去治疗作用。腰围更不宜长期使用,长期使用可以引起腰背肌肉进一步萎缩,是弊大于利的。

(3)康复治疗是改善腰椎管狭窄症状的重要手段,积极开展康复治疗能更好地维护我们的腰椎健康,中医推拿按摩和针灸能起到活血化瘀、疏通经脉作用,从而缓解症状。

(4)有氧运动和姿势锻炼亦是腰痛的有效治疗措施。

(5)心理社会因素在最近的研究中被认为是急性腰痛慢性化的相关因素之一,心理治疗也有助于慢性腰痛的康复。因此,放松心态保持健康的生活状态也是一剂良药。

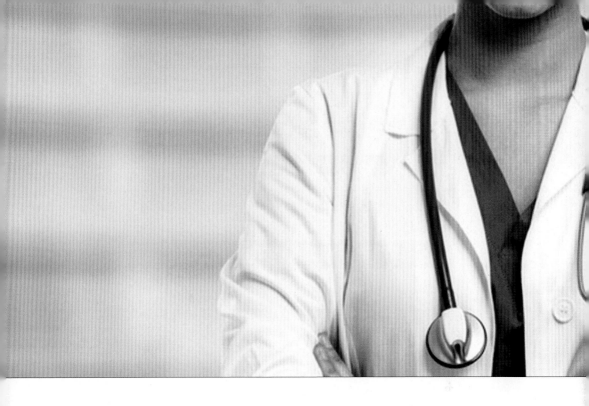

下篇

内科疾病 >>

第七章 脑 卒 中

第一节 脑卒中的概念

脑卒中是生活中最常见的脑血管疾病,包括缺血性脑卒中和出血性脑卒中,是由于脑的供血动脉突然堵塞或破裂所致。

缺血性脑卒中又称脑梗死,是由于脑血管病变导致脑部血液供应障碍,使局部脑组织缺血、缺氧性坏死,从而引起相应神经功能缺损的一类临床综合征。脑梗死是脑卒中最常见的类型,占70%~80%。

出血性脑卒中主要是指自发性脑出血,是指非外伤性、脑实质内血管破裂导致的出血,并会导致一系列神经功能缺损症状,占全部脑卒中的20%~30%。

人的大脑和身体的其他部位一样,需要足够的血液循环来供给所需要的营养,从而维持它的生理功能,即统筹指导人的行为、言语、认知、基础生理活动等方方面面。作为指挥官,一旦大脑的供血系统出现问题,比如血管堵塞或破裂,就会随之出现一系列失控的表现:可能会出现手脚不灵活、讲不出话、听不懂别人说什么、吃东西呛咳、大小便不受控制,甚至失去意识、危及生命等,也就是人们所说的中风。

第二节 脑卒中的常见病因

一、为什么会发生脑卒中?

引起脑卒中的原因很多,比如动脉硬化、血管炎、先天性血管病、心脏病、外伤、药物、血液病及各种栓子和血流动力学改变都可以引起脑卒中。其中,最常见的原因就是动脉硬化导致的脑部供血动脉血管壁损伤,长此以往容易发生血管堵塞或破裂。此外,血压的长期变化如高血压、低血压或者是血压的急骤改变也是一大诱因。心律失常特别是心房纤颤(即房颤)形成的栓子掉落也是引起脑卒中的关键因素之一。

　　脑的供血动脉包括颈内动脉系统和椎-基底动脉系统两大部分,前者供应大脑半球前 3/5 的血液,后者供应大脑半球后 2/5、部分间脑、脑干及小脑的血液,如图 7-1、图 7-2 所示。当上述因素引起脑的供血动脉发生堵塞或破裂后,患者就会出现一系列中风表现,如图 7-3 所示,具体的症状根据卒中部位及程度不同而有所不同,具体将在下文阐述。

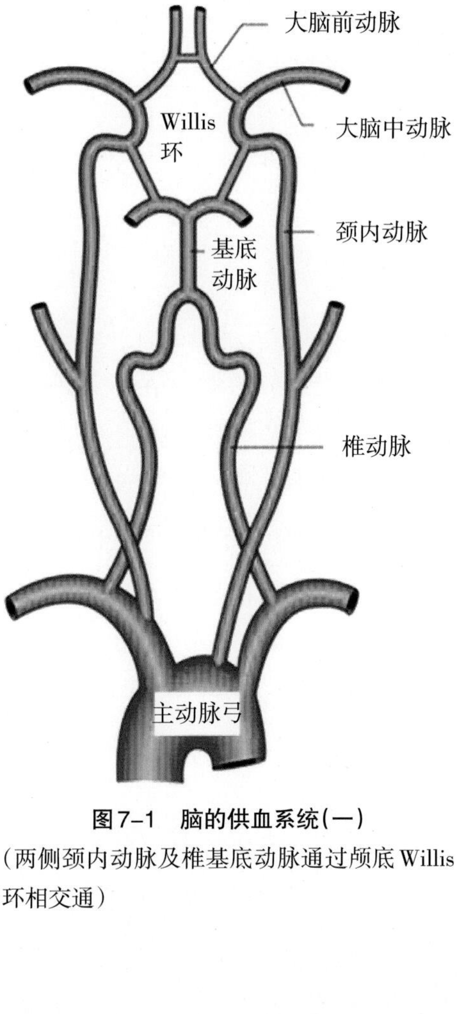

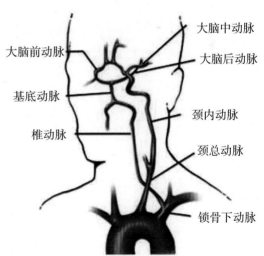

图 7-1　脑的供血系统(一)
(两侧颈内动脉及椎基底动脉通过颅底 Willis 环相交通)

图 7-2　脑的供血系统(二)
(前部的颈内动脉系统和后部的椎-基底动脉系统共同供应脑部血液)

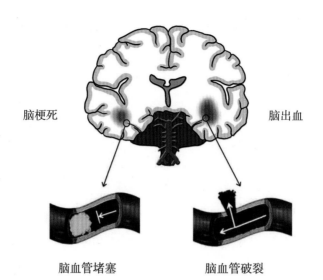

脑梗死　　　　　　　　　　　　　　　脑出血

脑血管堵塞　　　　　　　　脑血管破裂

图7-3　脑的供血动脉发生堵塞或破裂引起脑梗死或脑出血

二、脑卒中的发生与哪些因素有关?

脑卒中的危险因素分为不可干预和可干预两大类。

(一)不可干预因素

包括年龄、性别、种族、遗传因素等。

(1)年龄:一般来说,55岁以后脑卒中发病率明显增加,然而近年来,脑卒中的发病年龄愈发年轻化,越来越多的年轻人出现了脑梗死或脑出血。

(2)性别:研究显示,男性比女性更容易发生脑卒中。

(3)种族:不同种族发生卒中的风险有所不同,研究显示黑人比白人发生脑卒中的风险高,中国人和日本人发生脑卒中的风险也较高。

(4)遗传因素:父母患有脑卒中,则子女发生脑卒中的风险更高。

(二)可干预因素

包括高血压、糖脂代谢异常、心脏病、无症状性颈动脉粥样硬化和生活方式等。

(1)高血压:是脑卒中最重要的可干预危险因素。相比于血压正常者,高血压患者发生脑卒中的风险大大提高。有研究表明,在控制了其他危险因素后,收缩压每升高10毫米汞柱,脑卒中发病的相对危险增加49%,舒张压每升高5毫米汞柱,脑卒中发病的相对危险增加46%。

(2)糖尿病:是缺血性脑卒中的独立危险因素。

(3)血脂异常:与缺血性脑卒中发生率之间存在明显的相关性。总胆固醇每增加1毫摩尔/升,缺血性脑卒中相对风险升高25%。高密度脂蛋白每增加1毫摩尔/升,缺血性脑卒中相对风险降低47%。

(4)心房颤动:在调整其他血管危险因素后,单独房颤可以使脑卒中的风险增加3~4倍。

(5)其他心脏病:如心脏瓣膜修补术后、心肌梗死、扩张型心脏病、心脏病的围术期等均增加栓塞性脑卒中的发生率。

(6)无症状性颈动脉狭窄:是明确的脑卒中独立危险因素。

(7)吸烟:大大增加了出血性脑卒中的风险。吸烟会影响全身血管和血液系统,比如加速血管硬化、促使血小板聚集、降低高密度脂蛋白水平等。此外,吸二手烟也会增加发生脑卒中的风险。研究表明,长期被动吸烟者比不暴露在吸烟环境者发生脑卒中的相对危险增加1.82倍。

(8)膳食和营养:每天增加蔬菜和水果的摄入量,脑卒中相对危险度会随之减少。低钠、高钾摄入可降低脑卒中风险。

(9)运动和锻炼:与缺乏运动的人群相比,体力活动能够降低脑卒中或死亡风险27%;与不锻炼的人群相比,中等运动程度能够降低卒中风险20%。

(10)肥胖:肥胖人群易患心脑血管病,这与肥胖可导致高血压、高血脂、高血糖是分不开的。

(11)饮酒过量:过量饮酒使脑卒中风险升高。

(12)其他:包括代谢综合征、口服避孕药、药物滥用、睡眠呼吸障碍病、偏头痛、高同型半胱氨酸血症、镰状细胞贫血、高脂蛋白血症、高凝状态、炎症、感染、血黏度增高等,均使脑卒中风险升高。

三、哪些是好发人群?

一般而言,具备脑血管病危险因素越多的人越容易发生脑卒中。比如老年男性、有卒中家族遗传史,合并高血压、糖尿病、高血脂、颈动脉狭窄、心房颤动等疾病,同时生活习惯不佳,习惯高盐高脂饮食、缺乏运动、吸烟、过量饮酒等,这些人群均更容易发生脑卒中。

第三节 脑卒中的常见临床表现

一、脑卒中有哪些自觉症状? 出现什么症状要去看医生?

脑卒中类型不同,自觉症状也有所不同。

脑梗死常在安静或睡眠中发病,有时会存在前驱症状如肢体麻木、无力等,明显的神经功能缺损症状多在发病后10余小时或1~2日达到高峰,具体表现取决于堵塞血管的种类。不同血管堵塞导致脑部梗死灶的大小和部位不同,相应的症状也有不同。可能出现的自觉症状有:一侧肢体无力或麻木,一侧面部麻木或口角歪斜,视野缺损或视物模糊,说话不清或理解语言困难,饮水、进食呛咳,吞咽困难,头晕,走路不稳等,严重者可出现意识障碍、大小便失禁,甚至危及生命。

脑出血在寒冷季节发病率较高,多数患者有高血压病史,多在情绪激动或活动中突然发病,发病后病情进展快,常在数分钟到数小时内达到高峰。少数也可在安静状态下发病,前驱症状一般不明显。由于脑出血患者发病后多有血压明显升高,颅内压也随之升高,常会有头痛、呕吐和不同程度的意识障碍,如嗜睡或昏迷等。具体的临床表现取决于出血量和出血部位。可能出现的自觉症状有:偏侧肢体瘫痪、无力,偏身感觉缺失,视野缺损或视物模糊,眼球凝视异常,言语功能障碍,头晕伴或不伴视物旋转,饮水、进食呛咳,既往少见的严重头痛、呕吐,精神症状,严重者可出现突发意识障碍,如嗜睡、昏迷,或出现呼吸不规则、高热、抽搐等。

总体来说,脑梗死和脑出血的自发症状虽有所不同,但大致是类似的,都是局灶性神经功能缺损导致的症状。当上述自觉症状出现时,我们应当尽可能迅速地去医院就诊。除了上述情况,有时脑卒中的自发症状并不明显,可能只是轻微的头晕不适,这时就需要我们提高警惕,及时就医。

二、需要做哪些检查?

(一)急诊时的检查项目

急诊就诊时,需要完善的辅助检查项目包括:

(1)头颅CT或MRI、心电图、胸部X线片或胸部CT。

(2)血糖、血常规、凝血功能、肝肾功能、电解质、血脂、肌钙蛋白、心肌酶谱等心肌缺血标志物。

(3)生命体征监测,包括血压、心率、呼吸频率、氧饱和度。

(二)选择性检查项目

必要时,如需鉴别诊断时可选择进行的检查项目包括:

(1)毒理学筛查、血液酒精水平。

(2)妊娠试验。

(3)动脉血气分析(若怀疑缺氧)。

(4)腰穿(怀疑蛛网膜下隙出血而CT没显示,或怀疑脑卒中继发于感染性疾病)。

(5)脑电图(怀疑癫痫发作)等。

三、为什么要做这些检查? 检查对治疗预防脑卒中有什么帮助?

脑卒中常规实验室检查的目的是明确诊断和鉴别诊断,排除其他可能疾病,并了解此次发病的原因。一方面,头颅CT、MRI、心电图等检查能帮助明确脑卒中的具体类型,有利于确定后续治疗方案;另一方面,脑血管、心脏、基础生理指标的测定有助于判断脑卒中发生的原因,有利于脑卒中二级预防的早期安全启动和后期管理。

第四节　脑卒中的常见治疗方式

一、脑卒中的治疗方式有哪些?

"时间即大脑",因神经损伤的不可逆性,一旦出现脑卒中相关自觉症状或不适,应当及时拨打120或同家人一起自行快速前往急诊。现在越来越多的医院急诊设置了心脑血管病绿色通道,给广大心脑血管病患者提供了更为便捷、快速、有效的就医途径。

(一)脑梗死的急性期治疗

挽救缺血半暗带,避免或减轻原发性脑损伤,是急性脑梗死治疗的最根本目标。对有指征的患者,应力争尽早实施再灌注治疗。此外,需根据患者的具体病情,制定适合患者的最佳个体化治疗方案。具体可分为以下几部分。

1.一般处理

(1)吸氧和通气支持:必要时可予吸氧,以维持氧饱和度>94%。对于脑干梗死和大面积梗死等病情危重者或有气道受累者,需要气道支持和辅助通气。无低氧血症的患者,不需要进行常规吸氧。

(2)心脏监测和心脏病变处理:脑梗死后24小时内应常规进行心电图检查,或根据病情进行24小时或更长时间的心电监护,以便早期发现阵发性心房颤动或严重心律失常等心脏病变;避免或慎用增加心脏负担的药物。

(3)体温控制:对体温>38℃的患者应予退热措施,如存在感染应给予抗生素治疗。

(4)血压控制:对于急性脑梗死患者血压的调控应遵循个体化、慎重、适度原则。

①高血压:约70%脑梗死患者在急性期时血压升高,多数患者在先行处理紧张焦虑、疼痛、恶心呕吐等情况后血压会自发降低。部分血压持续升高至收缩压≥200毫米汞柱或舒张压≥110毫米汞柱,伴有严重心功能不全、主动脉夹层、高血压脑病的患者,可予较快速降压治疗,并需要密切观察血压变化,避免发生不良反应。对于准备溶栓及桥接血管内取栓的患者,血压应控制在收缩压<180毫米汞柱、舒张压<100毫米汞柱。卒中后若病情稳定,持续血压≥140/90毫米汞柱,可于发病数天后恢复使用发病前所用的降压药或开始启动降压治疗。

②低血压:很少见,应积极寻找和处理原因,必要时采取扩容升压措施,积极对症治疗。

(5)血糖:急性期高血糖较常见,血糖超过10毫摩尔/升时可予胰岛素治疗,并加强血糖监测,避免低血糖发生,血糖值可控制在7.8~10毫摩尔/升。发生低血糖(<3.3毫摩尔/升)时,可用10%~20%的葡萄糖溶液口服或静脉注射来纠正低血糖。

2.特异性治疗

特异性治疗包括改善脑血液循环(静脉溶栓、血管内介入治疗、抗血小板治疗、抗凝治疗、降纤治疗、扩容治疗等)、服用他汀类及神经保护类药物等。

(1)静脉溶栓:是目前最主要的恢复脑血流的措施。对缺血性脑卒中发病3小时内和3~4.5小时的患者,应当按照适应证、禁忌证、相对禁忌证严格筛选患者,尽快给予阿替普酶溶栓治疗。对于发病6小时内的患者,可以根据适应证和禁忌证标准严格选择患者,给予尿激酶静脉溶栓治疗。

(2)血管内介入治疗:包括血管内机械取栓(一线血管内治疗方法)、动脉溶栓、血管成形术。如果患者符合静脉溶栓和血管内机械取栓指征,应当先接受阿替普酶静脉溶栓治疗。如果患者存在静脉溶栓禁忌,可评估后直接使用机械取栓治疗。血管内介入治疗同样有着严格的适应证与禁忌证,需要临床医师根据个体情况进行全面评估后,与患者或家属充分沟通后选择适当的治疗方法。

(3)抗血小板治疗:对于不符合上述静脉溶栓或血管内取栓适应证且无禁忌证的缺血性脑卒中患者,应当在发病后尽早口服阿司匹林(150~300毫克/天)进行治疗,急性期后可改为预防剂量(50~300毫克/天)。如果存在阿司匹林过敏或不能耐受时,可考虑用氯吡格雷代替。

(4)抗凝治疗:对于大多数急性脑梗死患者,不推荐无选择地早期进行抗凝治疗。对于少数特殊的患者(如放置心脏机械瓣膜)是否需要抗凝治疗,需经过综合评估和充分沟通后谨慎选择使用。

(5)降纤治疗:对于不适合溶栓且经过严格筛选的脑梗死患者,尤其是高纤维蛋白血症者,可以选用降纤治疗。常用制剂包括降纤酶、巴曲酶等。

(6)扩容治疗:对于大多数脑梗死患者,不推荐扩容治疗。对于低血压或脑血流低灌注导致的急性分水岭梗死可以考虑扩容治疗,但同时需要注意可能发生的并发症,对有严重脑水肿及心力衰竭的患者不推荐使用扩容治疗。

(7)扩张血管:对于大多数脑梗死患者,不推荐扩血管治疗。

(8)其他药物:如丁基苯酞、人尿激肽原酶等,建议临床工作中个体化应用。

(9)他汀类药物:应当根据缺血性脑卒中患者的年龄、性别、脑卒中亚型、伴随疾病及耐受性综合确定他汀类药物的种类和强度。

(10)神经保护药物:同样需要在临床实践中根据具体情况个体化使用。

3.高压氧和亚低温治疗

建议根据具体情况进行个体化治疗。

4)传统医药

包括中成药和针刺,在我国均广泛用于治疗缺血性脑卒中,建议根据具体情况结合患者意愿综合决定是否选用。

5)早期康复

在病情稳定情况下应当尽早开展康复治疗,脑梗死轻到中度的患者可在发病后24小时后进行床边康复、早期离床期的康复训练。卧床患者应注意良肢位摆放。

6)早期二级预防

脑卒中复发风险很高,建议尽早开始二级预防以降低脑卒中复发率。

(二)脑出血的急性期治疗

1.内科治疗

脑出血患者在发病的最初数天内病情尚不稳定,需要常规进行心电监测和定时神经系统评估,密切观察患者病情变化,定时复查头颅CT。脑出血治疗的首要原则是保持安静,稳定血压,防止再出血;并根据病情,适当降低颅内压,防止脑水肿,维持水电解质、血糖、体温稳定;同时加强呼吸道管理及护理,预防及治疗各种并发症。

(1)血压管理:对于收缩压>220毫米汞柱的脑出血患者,建议积极使用静脉抗高血压药物进行降压治疗;对于收缩压>180毫米汞柱且<220毫米汞柱的脑出血患者,可以使用静脉抗高血压药物进行治疗,并根据血压反馈调整降压速度,目标参考值一般为160/90毫米汞柱。

(2)颅内压增高的处理:颅内压升高者应当卧床,适度抬高床头约30°,头位于中线上,避免过度屈伸颈部,同时密切观察生命体征和瞳孔大小及反射等。必要时可选择脱水剂进行脱水治疗。

(3)血糖管理:应当密切监测血糖,维持血糖在7.7~10.0毫摩尔/升。

(4)体温管理:建议积极对症或针对病因治疗发热。

(5)止血治疗:不推荐常规使用止血药物。

(6)抗凝、抗血小板药物的逆转:对于使用抗凝、抗血小板药物相关的脑出血,建议根据具体情况进行个体化治疗。

(7)抗炎及促进血肿吸收药物治疗:脑出血患者不常规推荐使用糖皮质激素。中药有可能促进血肿吸收。

(8)神经保护剂:需要根据具体情况选择性使用。

(9)抗癫痫治疗:脑出血后早期(1周内)癫痫发作发生率约为16%,需要根据具体发作情况决定是否使用抗癫痫药物治疗。

（10）并发症的预防：鼓励患者适当床上活动，抬高腿以改善肢体远端血液循环，尽量避免发生误吸，必要时进行鼻饲喂养等。

2.外科治疗

外科治疗的目的主要是及时清除血肿、解除脑压迫、缓解严重颅高压及脑疝、挽救患者生命，并尽可能降低由于血肿压迫、细胞毒性物质释放导致的继发性脑损伤。根据患者的具体情况，不同部位的脑出血需要严格依照手术指征和手术禁忌来确定手术方式，切忌造成更大的损失或术后出血。对于术后患者，需进行严密的监测，在生命体征和颅内压稳定后，尽早进行床边早期康复治疗。

（三）脑卒中的康复治疗

目前，国内推荐的脑卒中康复管理模式是三级康复服务网络模式，即早期康复、恢复期康复和慢性期康复。

1.早期康复

早期康复是指卒中急性期患者在24小时内完成急救检查、抢救治疗、溶栓、机械取栓等综合性治疗，病情稳定后由康复团队进行康复评估，制定康复方案。24小时后则根据患者的功能障碍评定情况，及早开展康复护理及康复治疗。早期康复是为了防治并发症，为后续的功能康复打下基础。

2.恢复期康复

恢复期康复多在综合医院康复科或康复医院内进行，是指卒中亚急性期患者开始进行全面康复。这个时期的康复治疗则主要是为了提高患者生活自理能力，为后续回归家庭、回归社会打下基础。

3.慢性期康复

慢性期康复是指卒中慢性期患者转入社区医院进行康复治疗或是进行家庭康复。慢性期康复更为持久，目的是提高患者生活质量，回归家庭，回归社会。

三级康复网络中，各级医疗机构彼此衔接，实现系统化、连续化、同质化的康复服务，让患者享有终身康复。具体的康复治疗方式详见下述相关部分。

二、如果不进行治疗会有什么严重的后果?

脑卒中是一类高度致残性疾病,如果不及时治疗,可能会危及患者生命。经过急性期治疗的患者,也有较大概率留下一系列后遗症。后遗症可轻可重,重者生活自理能力严重受影响,患者无法回归脑卒中前正常生活,可能出现认知、言语、吞咽、运动、感觉、心理等各个方面的影响,对个人、家庭、社会都是一个不小的打击。

三、脑卒中需要进行康复治疗吗? 常用康复治疗方法有哪些?

脑卒中患者需要接受及时、系统的康复治疗。研究证实,康复训练是降低脑卒中致残率最有效的办法。

卒中患者的康复治疗需要有针对性地进行,因人而异。根据不同的功能障碍进行不同的康复治疗,常见的治疗方法如下。

(一)运动障碍的康复

(1)良肢位摆放:卒中患者卧床时应当注意偏瘫侧肢体的摆放,鼓励患者患侧卧位,适当健侧卧位(图7-4),同时尽可能减少仰卧位(图7-5),尽量避免半卧位,还要注意保持正确的坐姿、站姿。

(2)体位转移训练:应当尽早在康复治疗师帮助下进行体位转移训练,避免长期卧床。

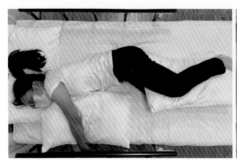
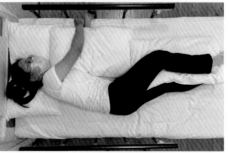

　(a)患侧卧位　　　　　　　　　(b)健侧卧位

图7-4　偏瘫侧(右侧)肢体的摆放——侧卧位

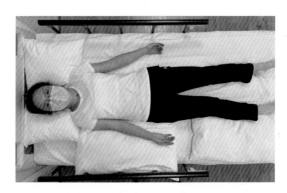

图7-5　偏瘫侧(右侧)肢体的摆放——仰卧位

（3）关节活动度训练：卧床期的卒中患者需要注意保持肢体关节的主被动活动，同时需要避免机械性损伤。

（4）肌力训练：在卒中急性期就应当进行肌力训练，针对相应的肌肉进行抗阻训练，如图7-6所示。等速肌力训练仪器可以有效帮助改善瘫痪侧肢体的功能。此外，还可对相应的肌肉进行神经肌肉电刺激、功能性电刺激治疗、肌电生物反馈治疗等以提高瘫痪肢体的肌力和功能。

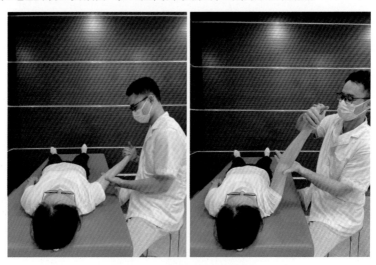

图7-6　偏瘫肢体功能训练

（5）站立训练和步行训练：偏瘫患者应当早期积极进行站立训练和步行训练，包括抗重力肌训练、患侧下肢负重支撑训练、患侧下肢迈步训练及站立重心转移训练等,可以借助器械进行站立、步行训练,以尽早获得基本步行能力,如图7-7所示。有条件的机构还可以通过综合步态分析系统对患者步态进行客观分析,以制定精细化的步行训练方案,提高步行康复质量。此外,还可以借助下肢机器人、减重装置、矫形器等辅助步行,如图7-8所示。

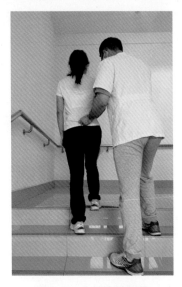

图7-7　上下台阶训练

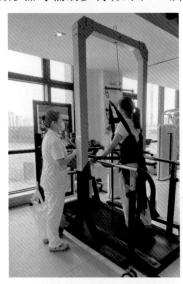

图7-8　减重步行训练

（二）肌肉痉挛的治疗

卒中后容易发生偏瘫侧肌肉痉挛,可以通过体位摆放、被动伸展训练、关节活动度训练、中医推拿和针灸、经颅直流电刺激、重复经颅磁刺激、经皮电刺激、体外冲击波治疗等方法缓解、治疗痉挛,如图7-9所示。此外,也可以通过口服药物或局部肉毒毒素注射治疗来缓解肌肉痉挛。

（三）感觉障碍的康复

感觉障碍包括躯体感觉、视觉、听觉和其他感觉障碍,经过一系列感觉障碍的评估和

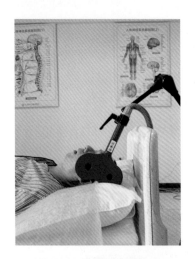

图7-9　经颅磁刺激治疗

检查后,针对性地进行感觉障碍的康复治疗。治疗方法包括使用各种感觉刺激、经皮电刺激治疗、使用虚拟现实环境来改善感知觉功能及视空间功能等。

(四)吞咽功能障碍的康复

急性卒中患者常规进食前需进行吞咽功能筛查来判断是否存在吞咽困难及误吸风险,如果存在误吸风险,则需要进一步进行仪器检查来明确导致吞咽困难的原因,有助于后续治疗方案的确定。至于吞咽障碍的仪器检查方法,可以根据具体情况选择纤维光学内镜吞咽功能评估或者电视透视下吞咽能力检查。对于明确吞咽功能障碍的患者,需要及时进行肠内或静脉营养补充,并定期监测患者的体重变化。同时,也需要关注患者口腔卫生,降低吸入性肺炎风险。有条件的患者可以进行针灸治疗,辅助改善吞咽障碍。此外,还可以尝试采取神经肌肉电刺激、咽部电刺激、物理刺激、经颅直流电刺激、经颅磁刺激等物理治疗方法。

(五)构音障碍的康复

构音障碍是"言语"功能的障碍,语言系统本身无明显障碍,听理解基本正常。康复治疗前同样需要先进行构音功能的检测与评定,涉及相关器官如舌、咽、腭、声带等的各类检测或仪器检查。具体康复治疗手段也需要进行个体化制定,针对呼吸、发声、发音和共鸣,以及言语的音量、语速、韵律进行各方面的针对性训练。临床实践中,可以采用生物反馈和扩音器提高语音和改变声音强度,使用腭托代偿腭咽闭合不全,通过降低语速、用力发音、手势语等方法进行代偿。对于严重构音障碍患者,可采用增强和代偿性交流系统来提高和改善交流能力,如图7-10所示。此外,可考虑通过环境调整来改善交流效果,或者通过参与社会活动来促进患者社会参与、改善患者社会心理健康,也有利于患者"言语"功能的改善。

(六)失语症的康复

失语症是语言交流能力受损,属于脑卒中后康复治疗的一大难题。失语症的原因各不相同,表现也有所不同,患者可能会存在语言理解、语言表

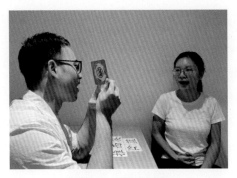

图7-10　言语治疗

达、阅读、书写、复述、命名等能力不同程度的受损。康复前需要通过与患者交流来评估患者的听理解、自发谈话、复述、命名、阅读和书写六个基本方面的能力，确定适宜的治疗方法或代偿策略。建议脑卒中后早期开始语言训练，并适当增加训练强度。

对于失语症的训练方法较多，一般分为改善语言功能和改善日常生活交流能力两大类。

改善患者语言功能的训练方法包括Schuell刺激疗法、模块模型法、认知加工法、神经语言法、强制诱导治疗、旋律音调疗法、计算机辅助治疗、重复经颅磁刺激、经颅直流电刺激、高压氧治疗等方法。

改善患者日常生活交流能力的训练方法主要为采用功能性交际治疗，其中最常用的是交流效果促进法。该方法利用接近实际交流对话结构，在语言治疗师和患者之间双向交互传递信息，使患者尽量调动自己的残存能力，促进实用化的交流技能。此外，还有各种代偿手段的训练方法，包括手势语的训练、画图练习、沟通交流板或交流手册的训练、运用平板电脑和沟通交流系统辅助发声、眼动沟通装置等。

除了上述系统性的训练方法外，家庭和社会层面的沟通交流也很重要。一方面，通过对患者及家属的健康教育，患者家属可以协助患者完成治疗任务，在日常生活中多与患者进行交流对话，有助于患者交流意愿及能力的培养，也保证了治疗的延续性。另一方面，通过小组训练或社会活动的参与,可以使患者更好地进行适应性训练,将患者带入到现实生活中以促进更好的交流。

近年来,越来越多的传统康复治疗手段应用于失语症的临床治疗,其中针灸治疗应用较为广泛,也在多个临床研究中被证实有益于失语症的康复。

(七)认知障碍的康复

脑卒中后认知障碍发生率很高,在我国,约1/3的脑卒中患者都会经历卒中后认知障碍,严重影响了他们的生活质量及生存时间。相关康复治疗手段包括心理干预和认知训练等。临床研究表明,经颅磁刺激和经颅直流电刺激可以显著改善脑疾病患者的工作记忆,音乐治疗可以提高言语记忆,有氧运动和认知训练相结合有利于认知功能的改善。此外,通过对患者进行注意过程训练,包括持续性、选择性、交替性和分配性注意力训练,可以改善患者注意力缺陷。近年来,计算机辅助认知训练也应用到脑卒中后认知障碍患者的认知改善训练中,主要体现在患者记忆力方面的改善。作业治疗师对认知障碍患者进行日常生活活动训练,也可以代偿性帮助患者管理自己的认知问题,有利于患者执行各种日常的作业活动。传统康复治疗如针灸、八段锦、太极拳、中药等也被应用于改善患者认知功能和日常生活能力,并取得了一定成效。

(八)心肺功能障碍的康复

卒中后心肺功能障碍的患者多合并呼吸功能下降、肺部感染、心功能不全等情况,此时需要对患者加强内科治疗,以尽可能地控制疾病进展。待患者病情相对稳定后,应该让其尽早离床接受常规的运动功能康复训练,以提高患者的心血管功能。

具体的康复治疗手段包括运动耐力训练、呼吸肌训练、胸部扩张训练、呼吸再训练、胸廓活动度及纠正驼背姿势训练、气道分泌物清除训练、超短波等物理因子消炎排痰治疗、提高日常作业能力等。此外,中医传统康复治疗也有助于心肺功能障碍的康复,具体包括针刺法、推拿疗法、中药穴位贴敷法、熏洗疗法、艾灸疗法、耳穴疗法、拔罐疗法、中药热奄包疗法、五禽戏、八段锦、六字诀、食疗等。

（九）心理障碍的康复

卒中后心理障碍在卒中患者中也较为常见，除积极的药物对症治疗外，还可以联合康复治疗手段进行改善。例如，可考虑使用经颅直流电刺激、高压氧疗法、运动疗法、音乐疗法等康复治疗技术治疗卒中后抑郁，使用正念减压及正念认知疗法治疗卒中后焦虑等。

四、自行在家锻炼可以替代康复治疗吗？

自行在家锻炼无法替代康复治疗。康复治疗包括一系列系统性的科学的康复训练方法，卒中后患者通过经典的康复训练方法配合现代物理疗法取得的康复效果是患者自行在家锻炼无法实现的。三级康复网络系统也推荐专业康复治疗与家庭康复治疗相结合，长久、有规律的康复治疗将更有利于卒中后遗症期患者的康复，帮助患者回归家庭、回归社会。

第五节　脑卒中的预防保健

一、脑卒中患者平时应该注意什么？

如上文所述，脑卒中危险因素包括可干预和不可干预两种，日常生活中，我们能做到的主要是控制可干预危险因素。

（一）防治高血压

提倡家庭自测血压。血压正常者，建议每年至少测量血压1次；有高血压或脑卒中家族史者，应增加血压测量次数；高血压患者，应注意常规监测血压，至少每月测量1次，必要时需要调整服药种类及剂量。对于血压水平高或已有原发性高血压的人群，同时也建议进行非药物治疗，包括减重、心脏健康饮食结构、减少食物中钠摄入、补充钾摄入、适当锻炼及限酒。

(二)防治糖代谢异常

推荐进行糖尿病筛查。对于首次血糖筛查结果正常者,建议至少每3年重复筛查1次。对于有脑卒中危险因素的人群建议定期监测血糖,尽早识别糖尿病及糖尿病前期。对于糖耐量减低和糖尿病患者,建议进行生活方式干预,适当控制体重,每周进行体育锻炼。

(三)防治血脂异常

建议定期进行血脂检查。对于成年人,至少每5年测量1次空腹血脂,40岁以上男性及绝经后女性每年都应该进行血脂检查。血脂异常者需坚持健康生活方式,必要时采取药物治疗,并需要定期复查血脂水平。

(四)筛查房颤

建议65岁以上人群进行房颤筛查,心电图及动态心电图检查能够较好地对此进行预警。

(五)防治无症状性颈动脉硬化

建议对于年龄大于40岁的脑卒中高危人群进行颈动脉彩超检查,如发现内膜增厚,建议首先改变生活方式,如戒烟、适量运动和低盐、低脂、低糖、低热量饮食,并每年复查一次彩超。对于确诊的患者,根据具体动脉硬化程度进行针对性药物或手术治疗。

(六)戒烟限酒

吸烟者应当尝试戒烟,不吸烟者应该避免被动吸烟。饮酒者应当减少饮酒量或戒酒,不饮酒者建议保持不饮酒。

(七)锻炼

建议健康成年人进行有氧运动,每周3~4次,每次40分钟左右。推荐日常以静坐为主的人每静坐1小时站起来活动几分钟。

(八)控制体重

避免肥胖或超重,可通过健康的生活方式、良好的饮食习惯、增加体力活动等措施减轻体重,减少脑卒中风险。

(九)均衡营养

推荐膳食种类多样化,能量和营养摄入需合理。建议增加水果、蔬菜和各种奶制品的摄入,减少饱和脂肪酸和反式脂肪酸的摄入。建议降低钠摄入并增加钾摄入,推荐食盐摄入量≤6克/天。

(十)防治高同型半胱氨酸血症

推荐将同型半胱氨酸作为脑卒中危险因素常规筛查项目,对于偏高的患者,可通过补充叶酸或联用维生素 B_6、维生素 B_{12} 来进行脑卒中的预防。

(十一)其他

建议降低偏头痛发作频率,干预习惯性打鼾,等等。

总的来说,居家生活中,对于身体健康的人建议定期进行健康体检,对于已患慢性病的人建议进行居家健康监测,以做到对身体的各项生理指标心中有数。

二、吃"药"能起到预防作用吗?

生活中有一部分人会服用阿司匹林来预防脑梗死的发生,那么是否对于所有人都推荐服用阿司匹林来预防脑梗死的发生呢? 相关研究表明,对于心脑血管疾病风险高危的人群,即10年动脉粥样硬化性心血管病风险≥10%,推荐在充分考虑获益与风险后,个体化使用小剂量阿司匹林(75~100毫克/天)预防心脑血管疾病的发生;对于低危人群,即10年心血管病事件风险<10%,不推荐使用阿司匹林作为脑卒中一级预防用药。同时,不推荐其他抗血小板药物用于卒中一级预防。所以,是否需要通过吃"药"来预防卒中的发生,需要专业人士经过判断且充分告知患者利弊风险后来综合考虑。

三、脑卒中患者健康生活行为知识要点

(1)戒烟限酒。

(2)注意监测控制血压、血糖、血脂,定期复查心电图。

(3)饮食多样化,限制盐、糖、脂肪的摄入。

（4）适度锻炼，建议健康成年人每周至少运动5天，每天30~45分钟体力活动锻炼，如快走、慢跑、骑自行车，以及练习八段锦、太极拳、五禽戏、易筋经等中医传统功法。

（5）对于卒中高危患者，建议及时干预，及时去正规医院就诊，积极治疗基础疾病。

第八章　骨质疏松症

第一节　骨质疏松症的概念

骨质疏松症(osteoporosis,OP)是一种因骨量低下、骨微结构破坏,导致骨脆性增加、易发生骨折为特征的全身性骨病[世界卫生组织(WHO,给出的定义)]。

2001年,美国国立卫生研究院(NIH)提出骨质疏松症是以骨强度下降、骨折风险性增加为特征的骨骼系统疾病。该病可发生于不同性别和任何年龄,但多见于绝经后妇女和老年男性。骨质疏松症分为原发性和继发性二大类。原发性骨质疏松症又分为绝经后骨质疏松症(Ⅰ型)、老年性骨质疏松症(Ⅱ型)和特发性骨质疏松症(包括青少年型)三种。

骨质疏松症是一种让我们的骨骼变得脆弱的疾病。我们的骨头就像一栋大楼的框架,支撑着我们的身体,除了支持身体和保护重要器官之外,骨头还储存钙等矿物质。骨骼是我们身体里最大的钙仓,90%以上的钙储存在这里。这个框架的结构外层是坚硬的壳,包裹着里面的骨小梁。骨小梁是一种海绵状的有孔隙的骨组织,如图8-1所示。假如房子的梁柱被掏空,骨头就会变得脆弱易折。

随着整个社会人口老龄化日趋严重,骨质疏松症已成为我国

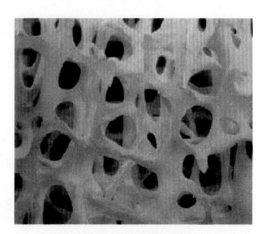

图8-1　正常骨小梁

面临的重要公共健康问题。流行病学调查显示：我国50岁以上人群骨质疏松症患病率，女性为20.7%，男性为14.4%；60岁以上人群骨质疏松症患病率明显增高，而女性尤为突出。女性一生发生骨质疏松性骨折的危险性(概率高达40%)高于乳腺癌、子宫内膜癌和卵巢癌的总和，男性发生骨质疏松性骨折的危险性(概率达13%)高于前列腺癌。一旦得了骨质疏松症，患者常出现恐惧、焦虑、抑郁、自信心下降等不良情绪，日常生活能力下降，社会参与度也会减少，对心理状态和生活质量会产生巨大的影响。

第二节　骨质疏松症的常见病因

一、为什么会发生骨质疏松症？

我们每个人的骨头处于不断更新的状态，新骨头被制造出来的同时，旧骨头被不断分解。年轻时，我们生成新骨的速度比分解旧骨的速度更快，因此骨量会增加。20岁以后，这个过程会减慢，大多数人在30岁时达到骨量峰值。此后，随着年龄的增长，骨量的流失速度逐渐快于其产生的速度，骨小梁逐渐减少，引发骨质疏松，如图8-2所示。

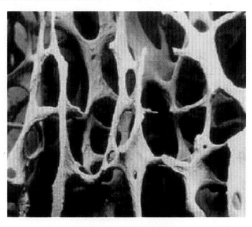

图8-2　骨质疏松

我们患骨质疏松症的可能性部分取决于年轻时获得的骨量。峰值骨量部分是遗传的,也因种族而异。一个人的峰值骨量越高,"银行"中的骨骼就越多,随着年龄的增长,患骨质疏松症的可能性也就越小。

二、骨质疏松症的发生与哪些因素有关?

骨质疏松症发病的危险因素包括以下内容:

(一)不可控制因素

包括人种(白种人和黄种人患骨质疏松症的危险高于黑人)、老龄、女性围绝经期等。

(二)可控制因素

包括低体重,性激素低下,吸烟,过度饮酒、咖啡及碳酸饮料等,体力活动缺乏,饮食中钙和/或维生素D缺乏(光照少或钙摄入少),有影响骨代谢的疾病和应用影响骨代谢的药物等。还有许多因素会增加人们患骨质疏松症的可能性——包括生活方式及医疗条件和治疗方法等。

1. 激素水平

骨质疏松症在体内某些激素含量异常的人群中更为常见,这些激素包括:

(1)性激素:性激素水平降低会削弱骨骼。绝经后女性雌激素水平下降是发生骨质疏松症最主要风险因素之一。降低男性睾酮水平的前列腺癌治疗和降低女性雌激素水平的乳腺癌治疗都可能会加速骨质流失。

(2)甲状腺素:过多的甲状腺素会导致骨质流失。如果甲状腺过度活跃或者服用过多的甲状腺素药物来治疗甲状腺功能低下,就可能发生这种情况。

(3)其他腺体:骨质疏松症也与甲状旁腺和肾上腺过度活跃有关。

2. 饮食因素

骨质疏松症更可能发生在以下人群中:

(1)钙摄入量低:终生缺乏钙在骨质疏松症的发展中起重要作用。低钙摄入量会导致骨密度降低、早期骨质流失和增加骨折风险。

(2)饮食失调:严格限制食物摄入和体重过轻会削弱骨骼。

3.医疗行为

(1)胃肠外科缩小胃容量或切除部分肠道的手术会减少可用于吸收包括钙在内的营养物质的消化道的表面积。

(2)长期使用口服或注射糖皮质激素,如泼尼松和可的松,会干扰骨骼重建过程。

(3)某些疾病的患者合并骨质疏松症的风险更高,包括乳糜泻、炎症性肠病、肾脏或肝脏疾病、癌症、多发性骨髓瘤、类风湿关节炎。

4.生活方式选择

久坐不动的生活方式、过量饮酒、吸烟等不良习惯会增加患骨质疏松症的风险。

三、哪些是好发人群?

(1)性别:女性比男性更容易患骨质疏松症。

(2)年龄:年龄越大,患骨质疏松症的风险就越大。

(3)种族:白人或亚裔患骨质疏松症的风险最大。

(4)家族史:父母或兄弟姐妹中有患骨质疏松症的人有更大的患病风险,尤其是父母已发生脆性骨折的。

(5)身材:身材矮小的人群风险更高。

第三节 骨质疏松症的常见临床表现

一、骨质疏松症有哪些自觉症状? 出现什么症状要去看医生?

骨质疏松症算是"安静的杀手",很多人都是在轻微外力下即发生了骨折后,才发现自己患了骨质疏松。其实它是逐渐出现的,会伴随着一些症状表现,只要大家用心留意,就能及时发现其踪迹,进而采取干预措施避免病情加重。如果你出现下列症状,要提防可能患上骨质疏松症,应及时到医院检查诊治。

(1)疼痛:疼痛是骨质疏松症常见的症状,以腰背痛多见,其疼痛会沿着脊柱向两侧扩散。当仰卧或者坐着时,疼痛能减轻一些,久站或久坐时疼痛会加重。

(2)驼背:我们经常看到老人背都是驼着的,其实这都是骨质疏松引起的。当脊柱发生骨质疏松时,会导致其椎体压缩,从而导致身高变矮、驼背等。

(3)脆性骨折:脆性骨折指的是很多老人在日常活动时,或是不小心受到轻微外伤,就出现的骨折。常见的发生部位为胸椎、腰椎、髋部、手腕和肩部。一旦出现过脆性骨折,再次发生这种骨折的风险就会增加。

对于老年人,如果出现以下情况,请及时就医:

(1)出现腰痛或突发性剧烈背痛,可能是骨质疏松引起了脊柱压缩性骨折。

(2)牙科X线片显示颌骨骨质丢失,这也可能是骨质疏松症的征兆。

二、需要做哪些检查?

(1)骨密度检测:双能量X线吸光测定法、超声检测法。检查结果及所对应的诊断见表8-1。

表8-1　骨密度的检查结果及对应诊断

检查结果	对应诊断
$T \geqslant -1$	骨量正常
$-2.5 < T < -1$	骨量低下
$T \leqslant -2.5$ 或有脆性骨折史	骨质疏松
$T \leqslant -2.5$ 合并一处或多处骨折	重度骨质疏松

(2)基本检查项目:包括实验室基本检查、骨骼X线检查。

(3)酌情检查项目:包括血流、C-反应蛋白、性激素等。

三、为什么要做这些检查？检查对治疗预防骨质疏松症有什么帮助？

（一）骨密度测定法

（1）双能量X线吸光测定法：它是目前最准确的检测骨质疏松症的方法，如图8-3所示。这个检查以X射线为基础，使用微量辐射来测量骨密度。脊柱、髋关节、腕部是最常检测的部位。检查过程跟拍X线片差不多，但接受的辐射只有常规X线胸片的1/10。不需要打针或者注射药物，只需要10~15分钟就可以测出股骨和脊柱的骨密度，从而判断是否有骨质疏松症。

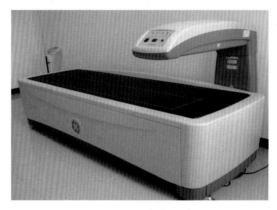

图8-3　双能量X射线吸光度计

（2）超声检测法：这是一种无创的骨质疏松症诊断方法，具有操作简便、无放射性、成本低及安全无害的优点，可应用于对儿童的骨质疏松症鉴别。但这种方法和双能量X线吸光测定法相比，准确度还有待提升。

（二）基本检查项目

（1）实验室基本检查：血常规，尿常规，肝肾功能，血钙、磷和碱性磷酸酶水平，血清蛋白电泳，尿钙、钠、肌酐和骨标志物等。

（2）骨骼X线检查：虽然X线检查能显示骨质疏松时骨质丢失已达30%以上，但胸腰椎X线侧位片可用于骨质疏松椎体压缩性骨折及其程度的判定。根据临床症状和体征，选择相应的X线影像检查，如图8-4所示，可反映骨骼的病理变化，为骨质疏松症的诊断和鉴别提供依据。

（三）酌情检查项目

为进一步鉴别诊断的需要,可酌情选择以下检查:血沉,C-反应蛋白,性激素,血清泌乳素,25-羟基维生素D,甲状旁腺素,甲状腺功能,尿游离皮质醇或小剂量地塞米松抑制试验,血气分析,尿本周蛋白,血尿轻链,放射性核素骨扫描,骨髓穿刺或骨活检等检查。

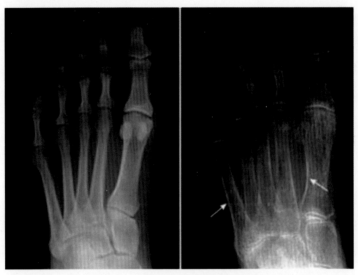

  （a）正常影像   （b）骨质疏松影像

图8-4　X线检查

开展基本检查和酌情检查的目的,主要是鉴别下列各类引起骨质疏松症的疾病:

（1）影响骨代谢的内分泌疾病,如糖尿病,甲状腺、甲状旁腺疾病,性腺疾病,肾上腺疾病等。

（2）类风湿关节炎等免疫系统疾病。

（3）影响钙和维生素D吸收和代谢的消化系统疾病和肾脏疾病。

（4）神经肌肉疾病,多发性骨髓瘤等恶性疾病。

（5）先天和获得性骨代谢异常疾病。

（6）长期服用糖皮质激素、抗病毒药物、抗癫痫药物或其他影响骨代谢的药物等。

如何初步判断自己是否发生了骨质疏松呢？推荐一种敏感性较高、操作简便、被国际骨质疏松症基金会(IOF)认可的、骨质疏松风险评估及骨折风险预测的方法,即骨质疏松症风险一分钟测试题。其包括以下问题:

(1)您是否曾经因为轻微的碰撞或者跌倒就会伤到自己的骨骼?(判断是否有骨折倾向)

(2)您的父母有没有轻微碰撞或跌倒就发生髋部骨折的情况?(判断是否存在遗传因素)

(3)您经常连续3个月以上服用可的松、泼尼松等激素类药品吗?(这类药品可促进蛋白质分解,增加钙、磷排泄,使骨基质形成障碍)

(4)您身高是否比年轻时降低了(超过3厘米)?(这是骨质疏松症的常见表现)

(5)您经常大量饮酒吗?(骨质疏松症的重要危险因素)

(6)您每天吸烟超过20支吗?(骨质疏松症的重要危险因素)

(7)您经常由于消化道疾病或者肠炎而腹泻吗?(胃肠道功能紊乱致使蛋白质、钙、磷、维生素等营养素的吸收水平下降,使骨骼生长受限)

(8)女士问题:您是否在45岁之前就绝经了?(绝经后雌激素水平下降显著,骨质丢失速度加快)

(9)女士问题:您是否曾经有过连续12个月以上没有月经(除了怀孕期间)?(女性激素水平的异常除了造成月经规律的改变,也造成骨代谢的异常)

(10)男士问题:您是否患有阳痿或者缺乏性欲这些症状?(雄激素是男性生长发育的重要激素,除参与生殖作用外,还影响机体的其他代谢过程,如骨代谢,在获得骨峰值和维持骨量中起重要作用)

只要其中有一题回答"是",即为阳性,表明您有患骨质疏松的可能。但这并不证明您现在就患了骨质疏松症,还需要去医院进行骨密度测试来确定。

第四节　骨质疏松症的常见治疗方式

一、骨质疏松症的治疗方式有哪些?

骨质疏松症的防治策略主要有基础措施(调整生活方式、补充钙和维生素 D、预防跌倒)、药物干预和康复治疗。

(一)防治骨质疏松症的基础措施

1.调整生活方式

具体措施包括加强营养、均衡膳食,充足日照,规律运动,戒烟,限酒,避免过量饮用咖啡,避免过量饮用碳酸饮料,尽量避免或少用影响骨代谢的药物等。

营养不良是导致骨质疏松症的重要原因之一,骨骼由钙、磷和蛋白质组成,各种元素必须保持在一个相对稳定的水平,无论何种元素的过高或者过低都会对骨骼产生影响。因此,合理膳食,保证蛋白质、钙、磷、维生素和微量元素等的合理供给,是防治骨质疏松症的主要环节之一。

合理的膳食结构是指膳食中蛋白质、碳水化合物、脂肪、维生素、无机盐、膳食纤维等品种齐全、数量适量、比例合理等,也即人体内各类营养素达到平衡状态。

2.骨健康基本补充剂

常用钙剂+维生素 D。膳食钙摄入量不足的患者应该改变饮食习惯或服用钙补充剂。在钙补充剂中,碳酸钙补充剂通常最便宜,并且需要服用的片剂数最少。然而,碳酸钙可能引起胃肠道不适(便秘和腹胀),因此对于胃酸分泌缺乏的患者,必须进食后立即服用才能充分吸收。柠檬酸钙补充剂价格通常比碳酸钙补充剂价格高,并需要服用更多的片剂才能达到所需的剂量;不过,柠檬酸钙的吸收不依赖胃酸,并且很少引起胃肠道不适。

维生素D在钙吸收、骨骼健康、肌肉性能、人体平衡和跌倒的风险中起主要作用。同时，大量研究证明，维生素D对非骨骼疾病（包括心血管疾病、糖尿病、癌症、感染和自身免疫性疾病）具有潜在预防作用。维生素D不足时可导致继发性甲状旁腺功能亢进，增加骨吸收，从而引起或加重骨质疏松症。

2010年，美国内分泌医师协会发布的临床实践指南认为，儿童和成年人预防骨质疏松症，重要的是要确保其摄入充足的维生素D。而大多数"健康"成年人血清中的25-羟基维生素D含量低于所期望的值。因此，如何补充维生素D非常重要。研究表明，大多数天然食物中不含维生素D，含有少量维生素D的食物有蛋黄、乳类、动物内脏和富有脂肪的深海鱼类等。另外，晒太阳能够促进机体内转化产生维生素D，但前提应是皮肤表面没有遮挡或涂防晒霜。

《2022年中国居民膳食指南》推荐每天钙的摄入量：18~50岁为800毫克，50岁以上为1 000毫克，中晚期孕妇和乳母为1 000毫克。该指南同样指出，每天可耐受钙的最高摄入量（UL值）为2 000毫克（4岁以上到老年人）。

《2022年中国原发性骨质疏松症诊治指南》推荐每天维生素D摄入量：成年人为200 U（5微克），老年人为400~800 U（10~20微克），维生素D用于治疗骨质疏松症时每日摄入量为800~1 000 U（20~25微克）。

但是，对于少数特殊疾病需要特别注意：血液透析性骨质疏松症，避免使用含铝透析液和低磷低钙透析液；如果患者伴有高钙血症（如肿瘤或甲状旁腺功能亢进症者），应该禁忌使用钙剂及维生素D制剂；如患者伴有肾结石及高尿钙，则应慎用钙剂及维生素D制剂。

（3）防止跌倒。首先，要有一个明确的认识——"老年人骨头脆，骨头松，老年人最怕摔"。其次，老年朋友们自己要重视生活起居，日常活动一定要讲究一个"稳"字，不管是坐是站还是走，均要强调"稳、慢"。避免滑倒或摔倒。再次，对于家中地板一定要有防滑意识，尤其洗手间、客厅。不少老人就是在这些地方不慎滑倒造成骨折的。

(二)药物干预

(1)对骨质疏松症的所有的干预治疗措施都应当包括钙和维生素 D 的合理摄入,钙剂联合维生素 D,可以作为预防骨质疏松($-1.0>T\geqslant-2.5$)基础措施之一,但不能降低椎体骨折风险,不推荐单独使用来预防骨折。

如果 $T<-2.5$,则需要选择药物来配合治疗。Ⅰ型胶原交联氨基末端肽(NTx)作为骨转换标志物(BTMs)中主要的骨破坏标志物,对如何应用药物具有重要参考价值。

(2)对于 NTx 水平升高的患者,应当使用骨吸收抑制剂类药物。这些药物包括双膦酸盐类药物和非双膦酸盐类药物。

双膦酸盐类药物包括阿仑膦酸钠、利塞膦酸钠、伊班膦酸钠及唑来膦酸钠等;非双膦酸盐类药物包括狄诺塞麦、雷洛昔芬和降钙素等。双膦酸盐类药物可以降低约50%的骨折风险,口服双膦酸盐类药物会引起肠胃不适症状,如果不能耐受可以选择静脉用药。

雷洛昔芬属于雌激素受体调节剂,可以增强脊柱的骨量,减少椎体骨折的发生,但对于髋部骨折没有预防作用。

狄诺塞麦是有效的破骨细胞生成抑制剂,半衰期短,可用于伴随肾脏功能受损的患者。降钙素对于椎体骨折有一定的预防作用,但对其他部位骨折则无预防作用。

(3)对于 NTx 水平降低的患者,双膦酸盐类药物治疗无效、绝经前女性骨质疏松和处于骨折愈合有障碍的患者可以使用合成代谢类药物,如甲状旁腺激素(PTH)及其重组合成药物。这类药物的代表有特立帕肽,即短链 PTH(1-34 氨基酸)。这类药物只能皮下注射,与双膦酸盐类药物相比可以显著增加骨量,对骨折有更好的保护作用,同时还能增强骨折部位的愈合能力。但是这类药物禁用于儿童、接受放疗的患者和 Paget 骨病的患者。

(三)中医药在骨质疏松症治疗中的应用

骨质疏松归属于中医"骨痿""骨痹"范畴,主要是先天禀赋不足、后天调摄失调(内因),外邪侵袭(外因)等,导致脏腑阴阳气血失调,经络运行不畅,骨枯而髓减,骨失滋养所致。《黄帝内经》云:"肾者主蛰,封藏之本,精之处也;其华在发,其充在骨,肾为先天之本,主骨生髓。"老年人骨质疏松患者肾气肾精衰退,肾主骨生髓的功能下降,肝肾同源,肝主筋的功能下降,故中医治疗骨质疏松注重调补肝肾,强筋壮骨。

"肾主骨、肝主筋",中医认为骨质疏松的根本原因就是肝肾功能不完善,骨质疏松患者可以在服用西药的情况下,酌情配合中药及补益肝肾的食物治疗,起到增强疗效、减轻西药副作用,达到标本同治的目的。

常见的补益肝肾、强筋壮骨的中药有淫羊藿、杜仲、牛膝、续断、鹿茸等;中药复方制剂有肾气丸、左归丸、独活寄生颗粒等。

中医药治疗能在一定程度上增加骨重,和一些西药的疗效比较相似,且没有太大的副作用,故在改善全身骨质疏松症状方面,同时使用中药可能要比单独使用西药更加有效果。

二、如果不进行治疗会有什么严重的后果?

骨质疏松症如果不积极干预,将可能产生骨折及骨折后死亡的巨大风险。

骨质疏松症的发病率随年龄的增长而显著增长,女性明显多于男性。超过65岁的老年女性骨质疏松症发病率可达51.6%。骨质疏松性骨折严重影响老年人的生存和生命质量。据统计,8.4%~36.0%的髋部骨折患者在骨折后1年内死亡,永久致残率超过50%,再发髋部骨折的风险将增加2.5倍。椎体骨折是所有骨质疏松症骨折中发生率最高也最为隐匿的。如果不进行治疗会有20%的患者在一年内发生第二次骨折。

三、骨质疏松症需要进行康复治疗吗? 常用康复治疗方法有哪些?

康复治疗是骨质疏松症防治措施中不可或缺的重要组成部分,包括运动治疗、物理因子治疗、作业治疗及康复治疗等。

(一)运动治疗

生命在于运动,运动对于任何人来说都是必要的,运动治疗的主要目的是增进骨质形成,减少流失。此外,运动可以增进肌力,改善肌肉肌腱伸展度,增进肢体的协调平衡。它还能改善骨密度,维持骨结构,降低跌倒和骨折风险。

对于骨质疏松症患者来说,运动是件"两难"的事。一方面,运动可能导致骨折,女性运动有可能导致闭经还会加剧骨质的流失;另一方面,骨质疏松症患者又需要靠运动来增加骨量。因此,选择合适的运动对骨质疏松症患者来说至关重要。

运动治疗的形式包括有氧运动(如慢跑、游泳),抗阻运动(负重练习),冲击运动(体操、跳绳),振动运动(如全身振动训练)等。而且如跳舞、散步、慢跑、爬山、爬楼梯、踢球或打球等这些运动,都是在身体的纵轴给骨骼以压力,不易造成骨折。此外,打太极拳、做柔软操等也值得鼓励。

要应尽量避免弯腰动作,以免加剧驼背,甚至造成椎体骨折;同时要遵循个体化、循序渐进、长期坚持的原则。

(二)物理因子治疗

如脉冲电磁场、体外冲击波、全身振动、紫外线等物理因子可增加骨量;超短波、微波、经皮神经电刺激、中频脉冲等治疗可减轻疼痛;低强度脉冲冲击波可促进骨折愈合;神经肌肉电刺激、针灸等,可增强肌力,促进神经修复,改善肢体功能。具体采用哪种方法,可以根据实际情况进行选择。

(三)作业治疗

对于骨质疏松患者,作业治疗以康复宣教为主,指导患者正确的姿势,改变不良生活方式。可以分散患者注意力,减少其对疼痛的关注,从而缓解由骨质疏松引起的焦虑、抑郁等情绪。

(四)康复治疗

对于行动不便者,可选用拐杖、助行器等辅助器具;增加无障碍设施,浴室增加扶手,如图8-5所示,以增加安全性;骨折患者可佩戴矫形器,以缓解疼痛,预防再次骨折。

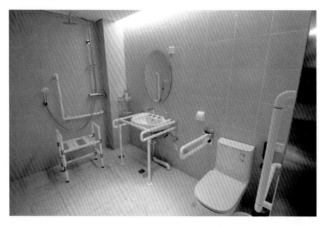

图8-5 浴室无障碍设施

总之,骨质疏松症是慢性病,涉及骨骼、肌肉等多种组织、器官,需要进行综合性康复治疗。早期、积极、规范、综合的康复治疗除可改善骨密度以外,还可止痛、提高平衡能力,降低骨折发生,改善形体姿态,提高心肺及脏器功能,促进患者生活、工作能力的恢复。

(五)中医治疗

中医在骨质疏松症治疗方面具有独到的见解及经验,包括:

(1)基础干预:如健康教育、中医养生、生活方式调整等。

(2)非药物治疗:如食疗、按摩、针灸、理疗。

(3)药物治疗:包括中药外用和内服。

在这里,我们重点介绍中医养生和食疗,顺便提供一个简单的穴位按摩法。

1.中医养生

中医养生是古人根据我们的民族体质、独特的饮食和环境总结出来的。本着中医养生的原则——"顺应四季,生活规律,作息适度,饮食适度,性生活适度,调节情绪,形神共修,动静得当",骨质疏松症患者应规律作息、动静结合,根据自身情况开展打太极、练五禽戏、练八段锦等健身活动,同时根据自身寒热虚实的体质特点,适量食用食物和凉茶,保持舒适的心情,平衡人体阴阳,畅通气血,从而达到预防和延缓骨质疏松的目的。

2.饮食疗法

按照中医"药食同源、功能相同、道理相同"的观点,食物既有营养价值,又有药用价值。

益肾阳的食物:羊肉、枸杞、乌骨鸡、海参、桂圆、韭菜、生姜等。

养肝疏肝的食物:银耳、猪肝、黑豆、玫瑰花茶等。

健脾益胃的食物:山药、薏米、牛肉、山楂、大枣等。

上述食物合用,能明显改善骨质疏松患者的骨代谢指标,增加骨密度,缓解骨痛症状。

3.穴位按摩

采用穴位按摩治疗骨质疏松需从补肾健脾入手,选用的穴位主要有脾俞、肾俞、关元、合谷、曲池、关元、命门、三阴交等,可用手肘轻揉或手掌反复揉搓的方式进行。但要注意的是,由于骨质疏松症患者本身骨骼较脆弱,应避免重手法和长时间的按摩,以防止造成软组织挫伤,甚至骨裂、骨折。

中医有"未病先防"的"顺、节、常、守"四字管理理念:顺——顺应天时,适当运动;节——饮食有节,营养均衡;常——起居有常,不妄劳作;守——精神内守,调畅情志。

四、自行在家锻炼可以替代康复治疗吗?

康复治疗的终极目标是回归家庭和社会,所以骨质疏松症患者即使在医院经过一段时间治疗后,仍然需要坚持自行在家锻炼。

(一)应避免的运动

(1)冲击性强的运动:如跳跃、跑步等高强度运动。这类运动会增加对柱和下肢的压力,使脆弱的骨骼发生骨折。

(2)需要前后弯腰的运动:如仰卧起坐、划船、触摸脚趾等。还有其他一些需要经常弯腰、扭腰的运动,比如打高尔夫球、保龄球和练习瑜伽等,也要避免,以免造成运动损伤甚至骨折。

(3)憋气动作:合并慢性病(如高血压)者,进行力量训练时要避免一些憋气动作,以防血压升高造成意外。

(二)简单的居家负重训练

器材准备:无扶手的椅子1把,米1袋(重量自选),桌子,墙壁。

1.重量训练一:椅子深蹲(3个版本)

(1)简易版:坐在椅子前1/4位置,双手抱胸,从椅子上站起,再次坐下时记得双脚双膝与肩同宽,千万不要内八,如图8-6所示。背部需打直,臀部往后轻碰椅面,不要完全坐下,再次站起。每组8下,每次3组,一周训练3次。

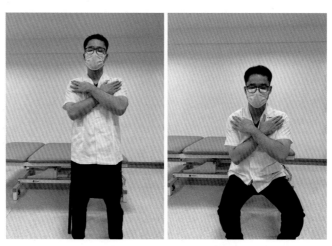

图8-6 重量训练一(简易版)

(2)中级版:双手抱胸时顺便抱一袋米,增加重量,并重复椅子深蹲动作,如图8-7所示。每组8下,每次3组,每周训练3次。

(3)高级版:双手拿着米袋平举向前,增加力矩,增加手臂与核心肌群力量,在这个姿势下重复椅子深蹲动作,如图8-8所示。每组8下,每次3组,每周训练3次。

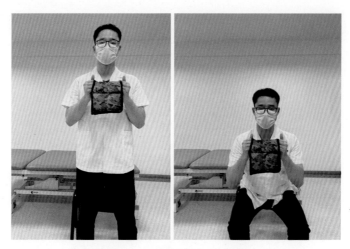

图8-7　重量训练一（中级版）

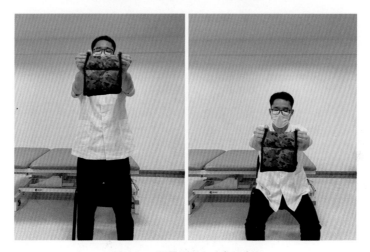

图8-8　重量训练一（高级版）

2.重量训练二：踮脚训练（3个版本）

（1）简易版：站在一面墙前方或站在椅子后，双手预备姿势以防跌倒，若有需要可以轻扶墙面或椅背协助平衡，踮起双脚感受小腿肌收缩，连续踮脚8下后，休息片刻，再做下一组，如图8-9所示。每组8下，每次3组，每周训练3次。

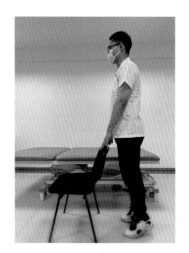

图8-9　重量训练二(简易版)

（2）中级版：在肩膀上放1袋米，然后与简易版一样进行双脚踮脚训练，如图8-10所示。每组8下，每次3组，每周训练3次。

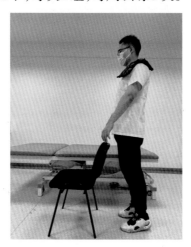

图8-10　重量训练二(中级版)

（3）高级版（单脚承重）：单脚站立，单脚踮脚尖，连续踮8下后换脚，每脚做3组，可交替做，如图8-11所示。如要加大训练强度，也可在肩膀上放1袋米。高级版对改善平衡也有很好的作用。每组8下，每次3组，每周训练3次。

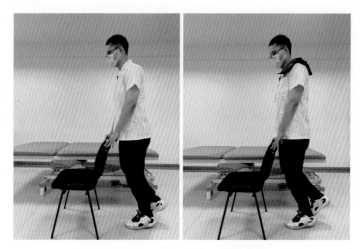

图8-11　重量训练二(高级版)

3.重量训练三:伏地挺身(3个版本)

(1)简易版(伏桌挺身):站在桌子前方,双手撑在桌沿,身体向前倾斜,双臂伸直,背部与腿部成一条线。然后屈肘至90°,身体绷直整体下压,依然保持背部与腿部成一直线,如图8-12所示。切记运动时腰部不能凹陷,双臂在屈肘时,肘部要靠近身体,不要向两边打开,如此才能锻炼到更多背部的肌群。每组6下,每次3组,每周训练3次。

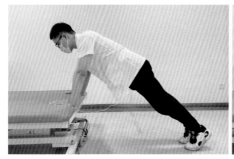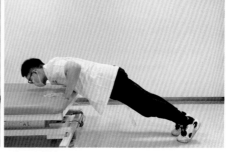

图8-12　重量训练三(简易版)

(2)中级版(腿部弯曲):腿部弯曲伏地挺身,运动时手肘靠近身体,腰部不可以凹陷,如图8-13所示。每组6下,每次3组,每周训练3次。

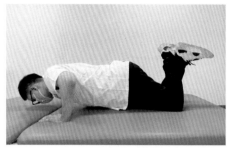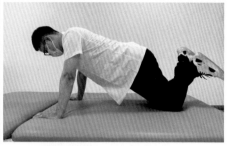

图8-13　重量训练三（中级版）

（3）高级版（腿部伸直）：也是最常见的伏地挺身，在运动时，手肘靠近身体，腰部不可以凹陷，如图8-14所示。每组6下，每次3组，每周训练3次。

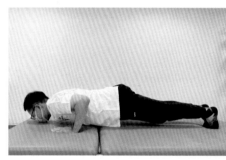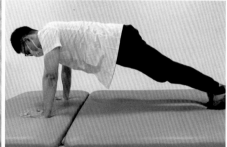

图8-14　重量训练三（高级版）

运动强度与难度都可以自己调整，运动时尽量增加难度，同时配合呼吸，坚持完成所有的重量训练。

重量训练的次数最多每组不超过12下，如果超过12下还是觉得很轻松，那就需要增加难度或增加重量。

重量训练应该配合适当的休息，训练后至少隔一天再做训练，这样才有助于骨骼的健康。

第五节　骨质疏松症的预防保健

一、骨质疏松症患者平时应该注意什么？

骨质疏松症患者应在生活细节方面多多注意，从年轻时候就开始养成良好的习惯，经常运动，多接触阳光，保证膳食中有足够的健骨营养素，包括维生素和微量元素，也要有足够的蛋白质。

（一）合理膳食

（1）选择含钙量高的食品，保证钙的充足摄入。绝经期妇女，钙摄入量每日宜为1 200毫克，老年人每日不宜低于1 000毫克。含钙丰富的食物有：奶制品、芝麻、连壳的小鱼、小虾、鱼类、肉禽类、豆类、海带、紫菜、香菇、木耳、坚果类等。

（2）补充维生素D，每天进食含维生素D丰富的食物约400克。含丰富维生素D的食物有：鱼肝油、沙丁鱼、鲑鱼、鸡肝、蛋黄。

（3）忌浓茶、咖啡，避免高钠饮食，减少钙流失。一般每天摄入食盐不超过5克。

（二）加强体育锻炼，塑造坚强的骨骼

体育锻炼是增加骨密度、减少骨量丢失的重要措施。老年人要坚持每周3~4次的锻炼，每次在30~60分钟，能防止和减少骨量丢失。骨质疏松症患者早期，可根据体力按计划进行合适的活动和运动。

美国梅奥医学中心特别推荐了3种锻炼方式：力量锻炼、中低强度的有氧运动和柔韧性锻炼。由于每个人的骨质疏松程度和发生骨折的危险程度不同，因此运动前要向医生咨询，看哪些锻炼方法适合自己。

1. 力量锻炼

应在医生指导下根据患者的自身条件量力而行，包括自由举重、重力器械锻炼、弹力绳锻炼等。主要锻炼上背部肌肉，有助于加强手臂和脊柱肌肉

的力量,能直接起到减少骨骼内矿物质流失的作用。骨质疏松引起的压缩性骨折通常会导致佝偻的体态,加重脊柱负担,从而引起更严重的骨折。而力量锻炼可以逐步拉伸背部肌肉,改善体态,而且两肩之间肌肉得到锻炼后,可以减少对骨骼的压力,有利于保持骨骼密度。

推荐运动:徒手或握轻哑铃进行力量锻炼,简单、方便、效果佳。

2.中低强度的有氧运动

通常指徒步有氧运动,包括散步、快步走、跳节奏缓慢的舞蹈等。这些运动能直接增强背部、臀部和腿部的肌肉力量,让骨骼更合理地支撑身体重量,不仅可以减少骨骼内矿物质的流失,还可以减少心血管疾病的发生。

推荐运动:游泳和水上有氧运动,尤其是在水里行走效果最好,对于骨质疏松严重和处于骨折后恢复期的人来说最为适宜。

3.简单的柔韧性锻炼

比如弯曲、伸展、转动关节等。这些锻炼能增强关节的灵活性,有助于避免肌肉受伤还能使体形更优美。当人的关节僵直、腹部和胸部的肌肉变得松弛下坠时,就会被脂肪向下拉,显得有些佝偻。胸部和肩部的拉伸性锻炼能有效改善这种状况,比如拉伸双臂等。

上述3类运动,每周应做3~4次,每次运动30~50分钟。其中,力量锻炼具体为每次做3~4组,每组进行10~20下练习。

(三)养成良好的生活习惯

良好的生活习惯对预防骨质疏松症有重要作用,包括不吸烟、酗酒、大量饮用咖啡;生活有规律,保证充足的睡眠;经常进行体育锻炼和户外活动。中、老年体胖者需减轻体重。

(四)注意安全,避免摔跤等意外事故的发生

不要在湿滑的地板上快速行走,要穿防滑的鞋子,必要时借助拐杖。对于视力欠佳的老年人,佩戴适度的眼镜尤为重要。

(五)练习中国传统健身功法

八段锦、太极拳、五禽戏、易筋经这4种中国传统健身功法对中老年人

骨质疏松症的作用机制各有优势,皆具有较好的临床治疗表现。尽管研究表明太极拳为临床首选推荐的传统健身功法,对中老年骨质疏松症患者具有很好的改善与防治作用,但临床中还是应该根据患者的具体情况进行准确选择应用。

二、吃"药"能起到预防作用吗?

(一)补充钙和活性维生素D是骨质疏松症防治的基础

2014年美国国家骨质疏松症基金会(NOF)的预防和治疗骨质疏松症临床医生指南认为,人体99%的钙储量在骨骼中,终身足够的钙摄入量对于人体获得理想的峰值骨量和随后维持骨骼健康是必要的。当外源性钙供应不足时,从骨骼中溶出钙,释放到血液,以保持血清钙水平的恒定。因此,足够的钙摄入量对骨骼健康是很重要的。基于钙的生物学作用,几项流行病学研究已经证实钙摄入量和骨密度或骨质量之间存在正相关关系。因此,鼓励足够的钙摄入量或服用钙补充剂已经成为治疗或预防骨质疏松症的基本策略。

维生素D在钙吸收、骨骼健康、肌肉性能、人体平衡和跌倒的风险中起主要作用。维生素D在骨骼和矿物质代谢中起着关键作用。维生素D能增加肠道吸收钙和磷酸盐,促进骨矿化;维生素D还可以对骨细胞直接起作用。因此,临床上维生素D不足会伴有骨质疏松症和骨折,维生素D缺乏可导致骨矿化缺陷,造成佝偻病和骨软化症。因此,维持充足的维生素D状态是骨骼健康的必要的先决条件。同时,大量研究证明维生素D对非骨骼疾病(包括心血管疾病、糖尿病、癌症、感染和自身免疫性疾病)具有潜在预防作用。

(二)中医药在骨质疏松症防治中能发挥重要作用

从中医理论来看,引发骨质疏松的关键原因在于"肾虚"和"脾虚"。中医认为,肾藏精,主骨、生长发育与生殖。

人过中年,肾气由盛转衰,往往会出现肾虚、元气不足的情况。骨骼的生长、发育、修复均依赖于肾气的充盈、滋养与推动,肾气虚少,骨髓来源不足,不能滋养骨骼,便会出现骨质失养,进而引发骨质疏松。

此外,我们平时吃的食物,都要依靠脾的运化、传输功能,才能把营养物质运送至全身。因此,脾胃功能旺盛,机体消化吸收好,才能化生气血、津液等,为脏腑、筋肉和四肢提供充足营养。反之,若脾胃虚弱,功能衰退,则会使气血生化不足,进而影响肾脏所"掌管"的各种功能的正常运行。

三、骨质疏松症患者健康生活行为知识要点

(1)多吃含钙及蛋白质的食物,多喝牛奶及多食奶制品,多食深绿色蔬菜。牛奶及豆制品含钙较多(选一些比较好的牛奶),鱼、鸡、牛肉蛋白质含量丰富。

(2)豆类及豆制品都含有大量的钙质,可多食用(对于高血压、糖尿病、骨质疏松症患者,都提倡多吃豆制品)。

(3)避免饮用过量的茶(尤其是浓茶会引起血红素、胆红素减少)、咖啡等,忌烟、忌酒。

(4)多晒太阳,每天进行15~60分钟的户外活动,以增进体内维生素 D 的合成,从而帮助身体中钙的吸收,强化骨质。

(5)适量运动,改善骨骼的血液供应,增加骨密度。

(6)保持正确姿势,不可以弯腰驼背,以免增加骨骼的负担。

(7)不要经常采取跪坐的姿势。

(8)40岁以上者,应根据自身的运动史,避免从事太激烈、负重太大的运动。

(9)老年人应在医生指导下慎用药物,有些药物在不恰当的用法、用量下可引起或加重骨质疏松,切忌通过上网查询等方式自行服用药物,避免引起不必要的后果。

(10)防止各种意外伤害,如跌倒等。

(11)定期做X线片及骨密度检查。

(12)根据中国居民平衡膳食宝塔,如图8-15所示,合理摄入营养物质。

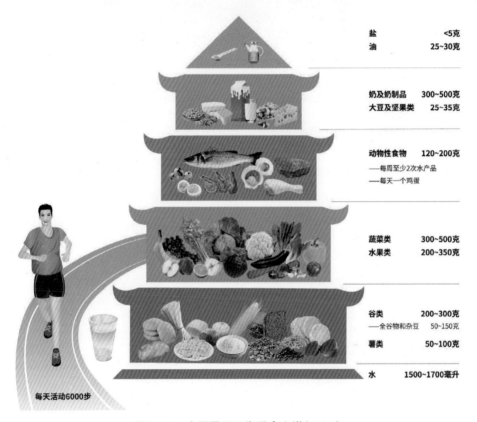

图8-15　中国居民平衡膳食宝塔(2022)

四、实用骨质疏松症食疗处方

(一)羊肉木瓜汤

木瓜可以缓解骨质疏松。首先,准备羊肉100克、苹果5克、豌豆300克、木瓜1 000克、粳米500克、糖、盐、味精和胡椒粉适量。羊肉洗净,切成6块;淘米、苹果和豌豆;取木瓜汁备用。然后,将羊肉、苹果、豌豆、糯米和木瓜汁放入锅中,加入适量清水。大火煮开后,用文火慢炖,炖至豌豆、肉熟了,再加入糖、盐、味精和胡椒粉即可食用。

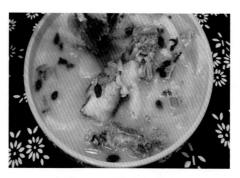

图8-16 羊肉木瓜汤

（二）桑葚牛骨汤

桑葚25克、牛骨250~500克、生姜和洋葱适量。桑葚洗净,加入酒和糖,蒸熟。将牛骨放入锅中,加水煮沸,煮沸后撇去浮沫,加入生姜和葱花,然后煮熟。当牛骨变白时,说明牛骨的钙、磷、骨胶已经溶解到汤中。然后捞出牛骨,加入蒸熟的桑葚,调味后即可食用。

（三）虾皮豆腐汤

虾皮50克,嫩豆腐200克。虾仁洗净浸泡;把嫩豆腐切成小块。加入葱、姜和料酒,在油锅中炒,然后加水煮汤。

（四）大豆骨头汤

鲜猪骨250克,大豆100克。提前将大豆浸泡在水中6~8小时;新鲜猪骨洗净,切掉,焯水去沫;然后将猪骨放入砂锅中,加入生姜20克、黄酒200克、盐适量、水1 000毫升。煮开后用文火煮至骨头烂,然后加入黄豆继续煮至豆子烂,即可食用。

（五）猪皮续断汤

鲜猪皮200克,续断50克,生姜15克,黄酒100克,盐适量。取新鲜干净的猪皮,切成小块,放入蒸锅中。加入生姜、黄酒、盐。锅中加入续断水煎液,并加入适量水,文火煮至猪皮烂,即可食用。

（六）红糖芝麻糊

红糖25克,黑芝麻25克,藕粉100克。先炒香黑芝麻,然后加入藕粉,用开水冲匀,再加入红糖搅拌均匀即可食用。

第九章 冠 心 病

第一节 冠心病的概念

　　冠状动脉粥样硬化性心脏病是指冠状动脉发生粥样硬化引起的管腔狭窄或闭塞,导致心肌缺血或坏死引起的心脏病,简称冠心病,也称缺血性心脏病。

第二节 冠心病的常见病因

　　一、为什么会发生冠心病?

　　冠状动脉是供给心脏血液的动脉,起于主动脉根部,分左右两支,行于心脏表面,如图9-1所示。冠状动脉发生动脉粥样硬化是一个慢性过程,早期常无症状,随着粥样硬化的进展,动脉管腔会逐渐变窄甚至阻塞,如图9-2所示。狭窄早期,部分患者在静息状态下没有症状,在运动、情绪剧烈变化等心肌耗氧明显增加的状态下,冠状动脉对心脏的血液供应就变得相对不足,此时就会发生心绞痛,表现为胸闷、胸痛等。如果脂质和细胞聚集形

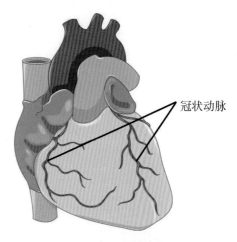

冠状动脉

图9-1　冠状动脉

成的粥样斑块破裂引发血栓形成,阻塞冠状动脉,就会发生心肌梗死。心肌梗死患者如果得不到及时救治,会危及生命;即使得到救治,也会造成心脏功能的降低;越早得到救治,心脏功能降低得越少。

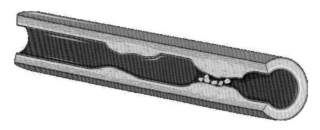

图9-2　冠状动脉粥样硬化示意图

二、冠心病的发生与哪些因素有关?

(一)高血压

无论是收缩压升高还是舒张压升高,均会增加冠心病的发生风险。大量研究表明,高血压是冠心病的主要危险因素,收缩压和舒张压均与冠心病发病率显著相关,而且随着血压升高,冠心病的发病率和死亡率均呈上升趋势。即使血压处于正常高值(120~139/80~89毫米汞柱),其危险性也高于普通人群。

(二)血脂异常

高胆固醇血症、高甘油三酯血症与冠心病的发病均存在关联。血中胆固醇分为不同组分,其中低密度脂蛋白胆固醇(LDL-C)与心血管疾病发生呈正相关,而高密度脂蛋白胆固醇(HDL-C)则与心血管疾病发生呈负相关。

(三)糖尿病

糖尿病也是冠心病发病的高危因素。流行病学研究显示,糖尿病患者易发生冠心病,男性糖尿病患者冠心病发病率较非糖尿病患者高2倍,女性糖尿病患者冠心病发生风险则增加4倍。在糖尿病患者中,血糖水平的高低也与冠心病发生风险密切相关。

(四)肥胖和超重

肥胖在冠心病危险因素中的作用是被逐步发现的。超重可增加冠心病的发生风险,向心性肥胖更是冠心病的高危因素。实际上,心血管疾病发生风险的增加不局限于与重度肥胖有关,当在"正常体重"范围上限时,心血管疾病的发生风险就开始增加,随着体重的增加,危险性逐步增大。

(五)吸烟

吸烟是冠心病的重要危险因素之一,这一点已经达成基本共识。冠心病发生风险与每天吸烟量及烟龄有关,研究显示,每天吸烟量大于、等于、小于20支的人群的冠心病发生风险分别提高7.25倍、2.67倍、1.43倍。此外,吸烟者心肌梗死发生风险较不吸烟者高出1.5~2.0倍。

(六)不良饮食习惯

不良饮食习惯包括过多的热量摄入导致超重和肥胖,过多的胆固醇摄入引起血脂紊乱,过多的盐摄入导致血压不稳等。

(七)性别

冠心病发病存在性别差异。研究发现,美国白人和非白人的男性冠心病发病率均高于女性。

(八)心理社会因素

心理社会因素包括环境应激源和个性特征模式两方面。暴露于应激源可以指急性的一次应激,也可以指高度紧张工作条件下的长期慢性紧张。个人应对环境紧张的行为反应包括抑郁等心理状态,还包括不健康的生活方式,如吸烟、不合理的饮食习惯、缺乏运动等。研究认为,沮丧和敌意等情绪因素对冠心病发病率和死亡率的影响独立于传统危险因素之外。

(九)遗传因素

如家族性高脂血症中载脂蛋白基因多态性对血脂水平的影响,血管紧张素转化酶基因多态性对支架术后再狭窄的反应过程等,均可能影响冠心病的发病及其治疗过程。

三、哪些是好发人群?

(一)吸烟者

吸烟不只导致肺癌,还会大幅增加心脑血管疾病的风险。烟草烟雾中的上百种有毒物质,会损伤血管内层的细胞,加速血管硬化,并生成粥样斑块。轻则引发心绞痛,重则发生心肌梗死。不仅是吸烟的人,不吸烟的人也会受到二手烟的伤害。

(二)糖尿病患者

美国心脏病学会在1999年就提出了"糖尿病是一种心血管疾病"的概念。目前临床上广泛认可:一旦发现糖尿病,就需要开始冠心病的二级预防治疗——不仅要控糖,还要让医生评估具体情况,看是否需要服用阿司匹林、降压药、降脂药等。因为糖尿病患者的血管内会因为一系列氧化应激反应、胰岛素抵抗等,损伤血管细胞,开始或加速冠状动脉粥样硬化的进程。而且糖尿病患者的感觉会不如常人敏感,很有可能察觉不到冠心病造成的胸闷、胸痛等症状,等真出了事,有可能就已经到了很严重的程度。

(三)超重或肥胖者

想想自己有没有高血脂、肥胖、久坐不动的情况。肥胖人士血糖、血脂代谢出问题的概率较高,会增加患冠心病的风险。那些较精瘦或有长期锻炼习惯的朋友,相对安全,但也不能掉以轻心,同样可因为代谢系统的问题出现血脂异常。所以,定期的体检就显得尤为重要了。

(四)高同型半胱氨酸、高尿酸者

冠心病还有一些不太容易被大家重视的危险因素,比如高同型半胱氨酸血症、高尿酸血症等,有这些情况的人容易发生冠心病。

第三节　冠心病的常见临床表现

一、冠心病有哪些自觉症状？出现什么症状要去看医生？

冠心病最常见的症状是胸痛,患者会感觉到胸口有压迫感或紧绷感,就好像被大石头压着一样,通常发生在胸部的中间或左侧。多由劳累或情绪激动引发,在停止活动或平静休息几分钟后疼痛会消失。在部分人群中,首发表现会以胸闷、气短、恶心、上腹痛、牙痛为主,有时会伴随咽部紧缩感、肩背部疼痛等,尤其在合并消化道症状时,冠心病往往会被误诊为消化道疾病。

作为冠心病的一个亚型,急性心肌梗死是最危险、死亡率最高的一种。其临床表现为突发的持续性心前区绞痛,可伴恶心、呕吐、大汗、心律失常、意识丧失、发绀、血压下降、休克、心力衰竭或室壁瘤破裂等。心肌梗死患者如果得不到及时救治,就会危及生命;即使得到救治,也会造成心脏功能的降低;越早得到救治,心脏功能降低得越少。若出现心绞痛持续不缓解或心肌梗死症状时,请及时拨打120呼救,且务必待在原地等待救援,切勿频繁活动,增加心脏负担。

二、需要做哪些检查？

首先是冠心病高危因素的筛查如血脂检查,特别是检查血低密度脂蛋白水平及血糖,血糖检查包括空腹血糖、餐后2小时血糖、糖化血红蛋白。其次是心肌酶学检查如CK、CK-MB、肌钙蛋白I、肌钙蛋白T等。另外,还需要做心电图、多层螺旋CT冠状动脉成像(CTA)、超声心动图、冠状动脉造影等。

三、为什么要做这些检查？检查对治疗预防冠心病有什么帮助？

血糖、血脂检查可了解冠心病危险因素;一般冠心病患者,如无急性心肌梗死发生,血清酶学检查一般正常,但CK-MB、肌钙蛋白升高则提示急性心肌梗死的发生;心电图是最快速和方便的检查,也有助于诊断冠心病;多层螺旋CT冠状动脉成像(CTA)可对冠状动脉进行二维或三维重建,用于判断冠状动脉管腔狭窄程度和管壁钙化情况,对判断管壁内斑块分布范围和性质也有一定意义;超声心动图可测定左心室功能,射血分数降低患者的预后差,超声心动图还有助于发现其他需与冠状动脉狭窄导致的心绞痛相鉴别的疾病如梗阻性肥厚型心肌病、主动脉瓣狭窄等。

冠状动脉造影可以直观地显示冠状动脉病变的部位和程度,可以说是诊断冠心病的"金标准",如图9-3所示。冠状动脉造影无须全麻,故患者在手术过程中是清醒的。检查中,医生将一根约2毫米粗细的导管由大腿或手臂的动脉插入体内,逐步深入到冠状动脉,然后往冠状动脉中注射造影剂,通过X线将造影剂在冠状动脉内的流动情况显示出来,在冠状动脉狭窄或堵塞的地方造影剂流过受阻,这样就能够清楚地看到冠状动脉的哪些分支发生了狭窄及程度如何。若在检查过程中发现了堵塞严重的病变,还能转而进行介入手术来开通病变血管,对于帮助评价疾病预后和指导治疗具有重要意义。

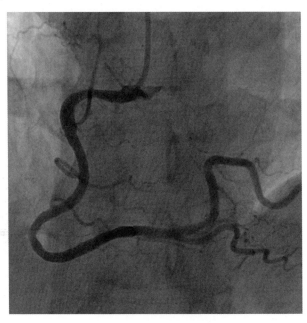

图9-3　冠状动脉造影

第四节　冠心病的常见治疗方式

一、冠心病的治疗方式有哪些？

总的来说,冠心病的治疗方式有3种:药物治疗、冠状动脉介入治疗和外科手术治疗。

(一)药物治疗

药物治疗作为基础,不论是否行冠状动脉介入治疗或外科手术治疗,均需要服用药物,而药物治疗的主要目的是缓解症状,减缓冠状动脉病变的发展。常用的药物有:预防血栓类药物,如阿司匹林、硫酸氢氯吡格雷片、替格瑞洛片等;扩张血管类药物,如硝酸酯类(硝酸甘油片、单硝酸异山梨酯片等);控制心率类药物,如β受体阻滞剂(美托洛尔片、比索洛尔片等);降脂稳斑类药物,如他汀类药物(阿托伐他汀钙片、瑞舒伐他汀钙片等)。目前,我国已将冠心病列入医保报销的慢性病名单,患者在购置冠心病药品时可享受国家补贴,这样大大减轻了广大冠心病患者的经济负担。

(二)冠脉介入治疗

在完善冠状动脉造影或冠状动脉CTA检查后,当冠状动脉管腔堵塞面积达70%以上,严重影响心脏供血,患者反复出现心绞痛等症状时,就需要进行冠状动脉介入治疗了。当然,对于急性心肌梗死的患者,首选的治疗方案是:急诊行冠状动脉介入治疗,也就是冠状动脉支架的植入,在最短的时间内,用最快的方法开通闭塞的冠状动脉血管,为以后心脏功能的恢复赢得宝贵的时间,这是非常重要的。值得一提的是,我国目前对冠状动脉介入手术中所用的球囊、支架、导丝等耗材进行了集中采购,更加惠及广大冠心病患者。

(三)外科手术治疗

外科手术治疗即冠状动脉搭桥术。当患者的冠心病程度较重,无法进行冠脉介入治疗或介入治疗效果欠佳时,我们优先推荐冠状动脉搭桥术。通俗地讲,冠脉搭桥术就是建立旁路血管缓解心肌供血,一般选取乳内动脉、大隐静脉为桥血管,一端搭在升主动脉起始端,一端搭在狭窄的远端。这是一种比较直接的治疗方法,用以恢复冠脉的供血。

二、如果不进行治疗会有什么严重的后果?

冠心病除由于心肌供血不足直接导致心脏功能障碍外,还有一系列继发障碍:

(一)循环功能障碍

冠心病患者往往减少体力活动,从而导致循环功能降低。

(二)呼吸功能障碍

长期心血管功能障碍可导致肺循环功能障碍,使肺血管和肺泡气体交换的效率降低,吸氧能力下降,诱发或加重缺氧症状。

(三)运动功能障碍

冠心病和缺乏运动均导致机体吸氧能力减退、肌肉萎缩和氧化代谢能力降低,从而限制了全身耐力运动。

(四)代谢功能障碍

可出现脂质代谢障碍,常表现为血胆固醇和甘油三酯升高,高密度脂蛋白胆固醇降低。脂肪和能量物质摄入过多以及缺乏运动是其基本原因。缺乏运动还可导致胰岛素抵抗,引起糖代谢障碍,形成高胰岛素血症和高脂血症。

(五)行为障碍

冠心病患者往往伴有不良生活习惯、心理障碍等,这也是影响患者日常生活和治疗的重要因素。

三、冠心病需要进行康复治疗吗? 常用康复治疗方法有哪些?

心脏康复应用与发展60多年来,大量临床研究支持心脏病患者从心脏康复治疗中获益的论断。首先,心脏康复能降低急性缺血性冠状动脉事件的发生率和再住院率,使急性心肌梗死患者病死率降低;其次,稳定性心绞痛、冠状动脉旁路移植术(CABG)、经皮冠状动脉介入治疗术(PCI)、心脏瓣膜置换或修复术后及心脏移植术后患者均可从心脏康复运动训练程序中获益,并降低各种原因导致的慢性心力衰竭再住院率和病死率。还有研究证据显示,心脏康复能够延缓动脉粥样硬化发展进程,改善生命质量,减少再住院率,降低医疗费用。因此,对心血管病患者进行心脏康复非常必要。心脏康复是指应用药物、运动、营养、精神心理及行为干预(戒烟限酒等)五大综合性医疗措施,使心血管病患者获得正常或者接近正常的生活状态,降低再发心血管事件和猝死风险,尽早恢复体力和回归社会。冠心病康复分为3期:院内康复期(Ⅰ期)、院外早期康复或门诊康复期(Ⅱ期)和社区/家庭长期康复期(Ⅲ期)。每期康复都要遵循安全性原则,循序渐进达到预期康复目标,实现运动能力逐渐恢复,满足日常生活能力和恢复社会职业活动。

（一）Ⅰ期:住院期康复治疗（3~7天）

此期为发生急性心血管事件后(心肌梗死、心绞痛的发生、由于冠心病急诊住院、冠脉搭桥或冠脉介入手术,或第一次诊断为心衰)3~7天。

1.康复原则

打破绝对卧床传统,适当活动,以减少或消除绝对卧床休息带来的不利影响。

2.禁忌证

不稳定性心绞痛,血流动力学不稳定,血压异常,严重心律失常或心力衰竭,严重并发症,体温超过38℃,急性心肌炎,未控制糖尿病、血栓形成等。

3.康复治疗目标

能够进行一般家庭活动而不出现心血管症状,低水平运动试验阴性,正常节奏连续行达200米、上下1~2层楼无症状或体征。

4.康复治疗方法

包括对患者的疾病状况及相关危险因素进行评估,控制危险因素;对患者和家属进行康复教育,让家属及陪护人员从早期开始就参与到康复计划中;运动训练;个人生活活动、大小便处理;心理治疗。

(1)运动训练:训练时心率增加在10~20次/分左右,应无不适症状。注意以下几点:心率增加<10次/分,可进入下一步骤;10~20次/分,维持原级;>20次/分,退返前一级。可进行床上、床边和床下活动,呼吸训练,坐位训练,以及适当的步行训练、上楼等。做好监护和调整。

(2)作业治疗:改善日常活动能力,加强自我反馈和监测,加强对身体外观变化的认识,监测心率、血压和皮肤温度。

对患者进行医学常识的教育和宣讲,开展心理康复等,介绍出院前评估情况、治疗策略及发展趋势。

(二)Ⅱ期:门诊期康复治疗(5~6周)

此期为从出院开始至病情稳定性完全确立5~6周,介于急性与陈旧性心梗之间,即瘢痕形成的时间,瘢痕形成前有恶化的可能性,之后病情可长期处于稳定状态。

1.康复原则

出院早期瘢痕尚未形成,进行较大强度运动的危险较大,在出院前运动试验的基础上,在确保安全的前提下,按运动处方从低水平的体力训练开始,使体力逐渐恢复到病前水平。

2.适应证

临床病情稳定,出院时心脏功能容量>3 METS。

3.康复治疗目标

防止心脏功能衰退,保持和进一步改善出院时心脏功能水平,维持和巩固急性期康复效果,从日常生活自理逐步过渡到恢复正常的社会生活,逐步恢复一般日常生活活动能力;避免危险因素的负面影响;让心理得到恢复,克服"重病"和"残疾"心态。

4.康复治疗方法

散步、做医疗体操、打太极拳、练习内养功、练习导引、搞家庭卫生、开展园艺活动或到邻近区域购物、进行作业治疗等。

(1)运动训练:回家后的第1~2周,保持出院前相同的运动水平和体力活动,即保持每日的步行和出院计划中的身体活动。确认无任何不适后,逐渐增加活动内容、延长活动时间、增加活动频率。正规康复训练包括散步、做医疗体操、开展园艺活动等,活动强度在40%~50%最大心率,RPE不超过15。

(2)作业治疗:对患者进行健康教育,动态追踪,主动控制危险因素,改变不良生活习惯,建立良好生活方式,逐渐改善日常活动能力,使其早日重返就业岗位。

此外,还可通过家访和电话随访等方式帮助患者消除孤独和无安全感,指导患者自我帮助,减少焦虑、抑郁和再住院率。

(三)Ⅲ期:社区/家庭康复治疗(3个月至终生维持)

病情处于较长期的稳定状态,一般自急性心肌梗死、手术或介入治疗2~3个月开始,包括陈旧性心肌梗死、稳定性心绞痛、隐性冠心病,需长期维持运动训练和良好的生活方式,持之以恒。

1.康复原则

个体化、循序渐进、持之以恒、兴趣性、全面性。

2.禁忌证

病情不稳定者;未控制的心力衰竭或急性心功能衰竭、严重左心功能障碍,血液动力学不稳定的严重心律失常,不稳定性心绞痛、增剧性心绞痛、近期心肌梗死后的非稳定期,严重的未控制的高血压(安静血压>200/110毫米汞柱),急性肺动脉栓塞或梗死、肺水肿,全身急性炎症、发热、传染病和下肢功能障碍者,确诊或怀疑主动脉瘤、严重的主动脉瓣狭窄,血栓性脉管炎或心脏血栓、精神疾病发作期间或严重的神经官能症。

3.康复目标

巩固Ⅱ期康复成果,控制危险因素(高脂血症、高血糖、高血压、高凝状态、肥胖、戒烟限酒),改善或提高体力活动能力和心血管功能,恢复发病前的生活和工作,可在康复中心或社区进行。社区运动场所和社区心脏病组织的存在有助于维持患者运动和行为的改变。

4. 康复治疗方法

运动训练可降低冠心病的易患因素,使外周组织产生适应性改变,也可对心脏本身产生直接作用,主要有心脏侧支循环形成、冠状动脉供血量提高和心肌内在收缩力的提高。

运动训练中有氧运动是核心,但应注意运动相关的3个危险因素:年龄、病情和运动强度。另外,也可以采用以下中国传统康复手段:

(1)气功:开始以静功为主,每天练1~2次,每次15~20分钟,并可逐渐增加练功时间。一段时间后可选动静结合的功法。如导引养生功中的舒心平血功,每天练1~3次。练气功时能减轻心脏负担,保障和改善心脏的血液供应,纠正心肌缺氧,并能帮助梗死部位建立侧支循环,有利于冠心病患者的康复。

(2)太极拳:可选择舒缓的简化太极拳,运动量由小到大,运动时间逐渐增加。

(3)采用一些穴位按摩来达到养生康复的目的。

①按摩"膻中"穴:膻中穴位于胸部,横平第4肋间,前正中线上,如图9-4所示。具体方法是用手指按摩膻中穴100下,每天早晚各1次。该穴为八会穴之气会,具有治疗心痛、心悸、气喘咳嗽、呕吐、呃逆等病的功效,现代多用于治疗冠心病、心绞痛、心动过速、支气管哮喘、支气管炎、急性乳腺炎、乳腺小叶增生等病症。

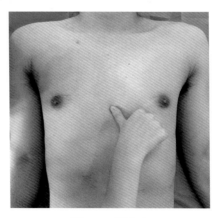

图9-4 膻中穴

②按摩"巨阙"穴:巨阙穴位于上腹部,脐中上6寸,前正中线上,如图9-5所示。具体方法是用手指按摩巨阙穴100下,每天早晚各1次。该穴具有治疗胸痛、心悸、呕吐、癫狂痫等病的功效,现代多用于治疗冠心病、心绞痛、心动过速、急慢性胃炎、癫痫、精神分裂症等病症。

③按摩"通里"穴:通里穴位于前臂前区,腕掌侧远端横纹上1寸,尺侧腕屈肌肌腱的桡侧缘,如图9-6所示。具体方法是用手指按摩100下,每天早晚各1次。该穴具有治疗心悸、胸闷、麻木、手颤、言语不利、癔症、头项痛等病的功效,现代多用于治疗心律失常、心房颤动、神经衰弱、失声、呃逆、手臂疼痛等病症。

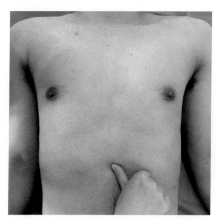

图9-5　巨阙穴

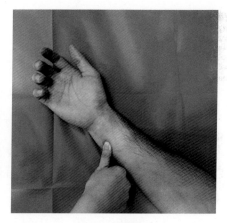

图9-6　通里穴

四、自行在家锻炼可以替代康复治疗吗?

对于处于Ⅲ期的患者,可以自行在家进行康复锻炼,但需要注意以下事项:

(一)方式

多采用有氧运动,常用方式有步行、健身跑、游泳、骑自行车、划船、跳绳,以及练习太极拳等中国传统运动。

(二)频率

每周至少运动训练2~3次,1次训练效应维持时间为2~3天。但由于患者通常每次运动强度不足,提倡坚持每天运动为宜,或每周运动5次。

（三）运动量

运动量=强度×时间×频率。总运动量在700~2 000千卡/周（1卡≈4.184 焦耳）可达到训练效应。≤700千卡/周只能维持身体活动水平，不能提高运动能力；>2 000千卡/周则不会增加训练效应。

（四）训练方法

（1）准备训练：逐渐增加运动强度的过程，可提高肌肉温度和心肺功能，减少肌肉损伤和心肌缺血。方式包括全身柔软体操、牵伸肌群练习、呼吸练习和慢跑等。运动时间为10~20分钟，心率增加20次/分钟左右。

（2）持续训练法：包括快走、健身跑、骑自行车等，强度宜偏小，60%~75% 最大摄氧量（$VO_2\ max$），完成运动后有劳累感，适用于健康人或经一定时间训练后的患者。

（3）间断训练法：运动中予以休息，缓解运动的应激刺激，运动时间：休息时间=1∶1或1∶1.5，强度可比持续训练法适当提高（75%~80%$VO_2\ max$），但累计达到靶心率的时间不应小于10分钟。

（4）循环训练法：由一组不同运动方式组成，通常是大肌群运动、小肌群运动、动力性运动、静力性运动交替进行，同时提高有氧能力和无氧能力，强度同持续训练法，易于患者接受。

（5）循环-间断训练法：循环和间断训练相结合，有间断休息，运动靶强度同间断法。

（6）放松训练：运动后做一些轻松的整理、放松活动，保持良好静脉回流，维持一定心输出量，防止直立性低血压或诱发心血管意外。如体操、散步、自我按摩等，放松时间为5~10分钟。

第五节 冠心病的预防保健

一、冠心病患者平时应该注意什么?

(一)防止过度疲劳

无论是脑力劳动、体育,还是娱乐活动或性生活,都不能时间过长、劳动量(或运动量)过大。超负荷的劳动(或运动)会使心跳加快,心肌的耗氧量增加,就可能发生心绞痛或急性心肌梗死。

(二)适当运动

如果冠心病患者的冠状动脉某个分支血流不畅,甚至发生了堵塞时,冠脉周围的许多小血管就发挥了作用,医学上称之为"侧支循环"。人体运动时,这些小血管血流加快,能够促使"侧支循环"的建立,起到保护心脏,改善心肌供血的作用。

(三)调节情志

长期精神抑郁易导致冠心病,而精神愉快、心情舒畅可使脉搏、呼吸、血压、内分泌趋于平衡,达到相互协调的状态,从而提高人体抗病能力,减少或避免疾病的发生。所以应该对人生、对周围的一切事情看得豁达一些。

(四)调整饮食

平时要多吃含纤维素的食物,如蔬菜、水果等,少吃动物脂肪和动物内脏,以利于保持大便通畅,降低血液中的脂肪含量。中老年人要以清淡、易消化且营养丰富的食物为主,还要多吃大蒜和葱头,以降低血脂,防止动脉硬化。

二、吃"药"能起到预防作用吗?

冠心病、心绞痛主要是因为心脏对血、氧的需求和冠状动脉的供给二者之间不能平衡而发生的,通过改善心脏的血供或者降低心脏活动量就可以有效防止冠心病病情恶化。药物治疗也主要是围绕这两方面开展的。

(1)抗血小板药物:如阿司匹林肠溶片、硫酸氢氯吡格雷片、替格瑞洛片等,主要用于抑制血小板聚集,避免血栓形成。

(2)他汀类药物:如阿托伐他汀钙片、瑞舒伐他汀钙片等,可以降低胆固醇水平,特别是低密度脂蛋白胆固醇(LDL-C),对于有心血管高危因素的患者,建议控制LDL-C≤2.6毫摩尔/升,如植入冠脉支架则要求LDL-C≤1.8毫摩尔/升,甚至更低水平。

(3)硝酸酯类药物:如硝酸甘油、硝酸异山梨酯片、单硝酸异山梨酯缓释片,可以达到扩张冠状动脉,增加心脏血供。

(4)β受体阻滞剂:如美托洛尔、比索洛尔等,可减慢心率降低血压,降低心肌的耗氧量。对于冠脉支架植入后的患者,如耐受情况下,建议安静状态下心率控制在55~60次/分。

如患者合并其他疾病,如高血压、糖尿病等,则需加用降压药、降糖药等,这对改善患者预后有益。

三、冠心病患者健康生活行为知识要点

(1)定期到正规医院进行体检,多关注自己的心脏健康。

(2)合理膳食,提倡清淡饮食、健康饮食,少吃高胆固醇食物,多吃蔬菜、水果等食品。超过40岁者,即使血脂没有异常也应该尽量减少高脂食品的摄入。高脂食品主要包括各种动物脂肪、脑、心、肺等动物组织和内脏,以及蛋黄、蟹黄、鱿鱼、鳗鱼、奶油及其制品等。

(3)适当地进行体育锻炼以控制体重,比如每天清晨或傍晚散步500~2 000米。病情较轻、心脏功能较好的患者,可进行慢跑等运动。运动量是否合适,主要观察运动后的身体感觉。一般而言,运动后稍出汗,呼吸轻度加快,但无胸前区的不适感,无持续性疲劳等,就说明运动量恰当,否则说明运动量过大或不足,需及时调整。

(4)戒烟限酒,合理安排工作和休息,劳逸结合,保证睡眠充足。

(5)积极治疗与冠心病相关的疾病,如高血压、肥胖症、糖尿病等。

第十章 高血压病

第一节 高血压病的概念

高血压（hypertension）是指以体循环动脉血压（收缩压和/或舒张压）增高为主要特征（收缩压≥140毫米汞柱，舒张压≥90毫米汞柱），可伴有心、脑、肾等器官的功能性或器质性损害的临床综合征。高血压是最常见的慢性病，也是心脑血管病最主要的危险因素。

心脏的收缩、舒张交替进行，推动血液在血管中的流动。血液在血管内流动时，对血管壁产生的压力叫血压。收缩压是指当心脏收缩时，血液射入动脉，此时血液对血管壁的压力最高，俗称高压。舒张压是指当心脏舒张时，血液对血管壁的压力下降，此时的血压俗称低压。

正常人的血压随内外环境变化在一定范围内波动。一般情况下，血压水平随年龄逐渐升高，以收缩压更为明显，但50岁后的舒张压呈现下降趋势，脉压也随之加大。近年来，人们对心血管病多重危险因素的作用以及心、脑、肾靶器官保护的认识不断深入，高血压的诊断标准也在不断调整，目前认为同一血压水平的患者发生心血管病的危险不同，因此有了血压分层的概念，即发生心血管病危险度不同的患者，适宜血压水平应有不同。血压值和危险因素评估是诊断和制定高血压治疗方案的主要依据，不同患者高血压管理的目标不同，医生面对患者时在参考标准的基础上，应根据其具体情况判断该患者最合适的血压范围，并采取针对性的治疗措施。在改善生活方式的基础上，推荐首选使用24小时长效降压药物控制血压。除评估诊室血压外，患者还应注意家庭清晨血压的监测和管理，以更好地控制血压，降低心脑血管事件的发生率。

第二节　高血压病的常见病因

一、为什么会发生高血压病?

高血压一般分为原发性高血压和继发性高血压。

原发性高血压发病机制目前尚不明确,没有明确的病因,但是可以应用药物进行控制,通常我们所说的高血压病即为原发性高血压。

继发性高血压是指继发于某种疾病的高血压,常见的患病原因有:

(1)肾脏疾病,如肾小球肾炎、慢性肾盂肾炎等。

(2)内分泌代谢类疾病,如皮质醇增多、肾上腺嗜铬细胞瘤、原发性醛固酮增多症、甲状腺功能亢进症。

(3)心血管疾病,如主动脉瓣关闭不全、完全性房室传导阻滞。

(4)颅脑病变,如脑部肿瘤、脑外伤。

(5)妊娠期高血压,多发生于妊娠晚期。

(6)药源性因素,如长期口服避孕药、器官移植长期应用激素等。

二、高血压病的发生与哪些因素有关?

原发性高血压病因虽然还不明确,但目前已经公认的与其发病密切相关的因素有以下几种:

(一)遗传

遗传因素引起高血压病发病的作用已被公认,目前普遍认为遗传是成人高血压的一个极强的决定因素,但动物研究与流行病学资料均表明遗传的作用可能是传递的,而不是决定性的。与遗传易感性相互作用的环境因素也是成年人高血压的重要影响因素。

(二)体重

研究表明,高血压与肥胖之间显著相关。患病率与人群肥胖程度和精神压力呈正相关,与体力活动水平呈负相关。即肥胖、精神压力大会增加高血压的患病率,而体力活动多会降低高血压的患病率。研究显示,减重10千克可使收缩压下降5~20毫米汞柱。

(三)饮食

研究认为,摄入过多的钠盐可使血压升高,而膳食中含有充足的钾、钙、优质蛋白质可防止血压升高。在微量元素方面,铅、汞和镉等几种金属可升高血压,其中镉已被当作人群中影响血压的一种可能决定因素。

(四)吸烟与饮酒

吸烟是公认的心脑血管疾病发生的重要危险因素,直接或间接影响高血压患者的生存质量。研究表明,吸烟者冠心病发病的相对危险比不吸烟者增高2倍,缺血性卒中危险增高1倍,癌症死亡危险增高45%,总死亡危险增高21%。据报道,少量饮酒对血压无急性作用,但收缩压、舒张压与饮酒及饮酒量之间呈显著正相关,说明酒精是血压升高的相关因素。

(五)避孕药物

自从20世纪60年代中期以来,口服避孕药已在全球广泛应用,实际上所有服用避孕药的妇女的血压均有升高,并随服用的时间而趋向增加,其中35岁以上的妇女口服避孕药的升压作用较年轻妇女更易出现,但停用后血压往往会降至正常。

(六)民族与种族

在国内,以拉萨的藏族人患病率最高,其次是内蒙古锡林郭勒盟蒙古族人,而四川的凉山彝族人发病率最低。在种族方面,非洲籍黑种人的血压和高血压较生活在相似环境中的白人高而且常见。另据报道,日本人群高血压发病率也非常高。

(七)社会心理因素

我国流行病学研究发现,城市高血压发病率高于农村,从事精神紧张度高的职业及脑力劳动者高血压发病率高。在发达国家,经济收入低和文化水平低的人群高血压发病率高于经济收入和文化水平高的人群,说明工作生活紧张、劳动环境中的有害因素、心理精神因素等在高血压的发病中起一定的作用。

(八)年龄与性别

高血压患病率与年龄呈正比,女性更年期前患病率低于男性,更年期后患病率高于男性。

三、哪些是好发人群?

(一)老年人群

老年人由于血管动脉硬化程度逐渐加重、血管弹性逐渐减退,相对一般人来说更易发生高血压病。

(二)有家族高血压病史的人群

对于父母有高血压病的人群来说,受遗传因素影响,子女发生高血压病的情况也有所增加。

(三)生活方式不健康的人群

比如高蛋白或高脂肪食物摄入过多、盐摄入量过多、长期饮酒等,具有这些不健康生活方式的人群,高血压病的发病率也明显高于其他正常人群。尤其是饮食方面不健康可能会导致肥胖的发生,也会在一定程度上增加高血压病的发病风险。

(四)其他

比如长期生活在嘈杂环境中的人群,因嘈杂环境会促使人的交感神经兴奋,使机体释放儿茶酚胺类物质,从而促使心率加快、外周血管收缩,久而久之这类人群高血压病的发生率也会有所增加。

第三节　高血压病的常见临床表现

一、高血压有哪些自觉症状？出现什么症状要去看医生？

高血压患者中约5%无自觉症状,多数是在体检中发现的。高血压的常见症状较多,通常无特异性表现。其常见症状及其特征具体如下:

(1)头晕:表现为一过性或持续性头晕,常在下蹲或起立时出现。

(2)头痛:疼痛部位为后脑或太阳穴,多为持续性钝痛或搏动性胀痛。

(3)失眠:主要表现为入睡困难、噩梦多、易醒。

(4)烦躁、心悸:多与自主神经功能失调有关。

(5)记忆力减退:表现为注意力分散,近期记忆下降。

(6)肢体麻木:常见手指、足趾麻木或皮肤有蚁行感。

当患者出现剧烈头痛、呕吐、眩晕、神志不清、抽搐等症状时,应考虑为急进型高血压和高血压危重症,这是高血压较为严重的分型,应马上前往医院就诊。

高血压病是一种复杂的疾病,除了血压增高,还可引起或伴有心、脑、肾等器官的功能性或器质性损害,出现一系列的临床综合征。例如,并发心脏疾病,可出现心慌、气促、胸闷、心前区疼痛等表现;并发肾脏疾病,可见夜间尿频、多尿等表现;并发脑出血,可出现神志不清、呼吸深沉不规则、大小便失禁等症状;并发脑血管病,可见一侧肢体活动不便、麻木,甚至麻痹等症状。

二、需要做哪些检查?

(一)测量血压

测量血压是高血压诊断及评价其严重程度的主要手段。临床上主要采用间接方法在上臂肱动脉部位测得血压值,具体要求如下:①被测者至少安静休息 5 分钟，测量前 30 分钟内禁止吸烟和饮咖啡，排空膀胱；②被测者取坐位，最好坐靠背椅，裸露右上臂，肘部置于与心脏同一水平，袖带下缘应在肘弯上 2.5 厘米；③最好选择符合计量标准的水银柱式血压计进行测量，如果使用机械式气压表或电子血压计，需与水银柱式血压计同时测值校正。应相隔 2 分钟重复测量，取 2 次读数的平均值记录。如果 2 次测量的收缩压或舒张压读数相差 5 毫米汞柱，则相隔 2 分钟后再次测量，然后取 3 次读数的平均值。

2 实验室检查

包含尿常规、血常规、肝功能、肾功能、血脂等，需要时可进一步检查血糖、糖化血红蛋白、尿蛋白定量、立卧位肾素-血管紧张素-醛固酮系统（RAAS）、血儿茶酚胺等。根据病史和实验室检查结果，必要时可以进一步行心电图、胸片、超声心动图、颈动脉超声，或彩色多普勒超声肾血流显像、肾动脉 CT 血管造影和肾动脉 MRI 血管造影检查等。

三、为什么要做这些检查？检查对治疗预防高血压有什么帮助？

高血压做相关检查主要依据以下两方面：

一是作为诊断依据，用于鉴别是原发性高血压还是继发性高血压。从治疗角度来讲，原发性高血压只需通过药物或者改变生活方式将血压控制在正常范围内即可，而继发性高血压通过以上的方式往往很难控制血压，需首先治疗原发疾病，才能有效地控制血压的升高。因此，为了得到更加有效的治疗手段，首先应明确诊断、明确分型。

二是作为治疗评估依据，对于心、脑、肾等靶器官的损害进一步评估，评判高血压的危险程度，询问、检查有无可能影响预后及治疗的其他心血管病危险因素，以便于分类管理和治疗。

在有效降压治疗的基础上，治疗高血压病的目的是防止心、脑、肾等人体重要脏器发生不可逆的改变。如临床疑有靶器官损伤，提示左室肥厚或其他心血管病时，应做超声心动图，因为左室肥厚者心血管病危险增高；疑有主动脉、颈动脉及外周血管病时,应检查血管超声;疑有肾脏疾病时,应做肾脏超声;等等。

第四节 高血压病的常见治疗方式

一、高血压病的治疗方式有哪些?

(一)高血压病的治疗目标

高血压病的主要治疗目的是最大限度地降低心血管病的病残率和病死率。这就要求我们在治疗高血压的同时,仍要积极干预所有可逆性危险因素(如吸烟、高胆固醇血症或糖尿病等)。

(二)高血压病的三大类治疗方法

1.非药物治疗

(1)合理膳食:低盐饮食即食盐摄入量小于6克/天,食用油摄入量不超过25克,多吃蔬菜和水果且不少于500克,多摄入富含钾、维生素及膳食纤维的食物,少吃动物脂肪。

(2)适当运动:每周运动3~5次,每次30分钟。运动方式可以选择步行、快走、慢跑、打太极拳、游泳等。运动原则就是循序渐进、规律运动、适度运动。

(3)戒烟限酒:彻底戒烟,并要避免被动吸二手烟。少喝酒或不喝酒,白酒少于50毫升/天,葡萄酒少于100毫升/天,啤酒少于300毫升/天。

(4)保持心理平衡:精神紧张、不良精神刺激、愤怒或恐惧可导致血压升高。因此,得了高血压之后,一方面要重视,积极采取治疗措施,另一方面也不要过于紧张,要保持乐观的心态,缓解精神压力和紧张情绪。

2.药物治疗

主要是口服降压药物,现在认为有七大类降压药物。

(1)钙离子拮抗剂(即"××地平"):适用于各型高血压,尤其适用于重症高血压伴冠心病、心绞痛、脑血管意外、肾脏病变的患者。副作用是少数患者可有头痛、踝部水肿、牙龈增生等不良反应。

(2)血管紧张素转换酶抑制剂(ACEI,即"××普利"):对原发性高血压、肾性高血压有良好疗效,能改善糖及脂质代谢、防治心功能不全、逆转心室肥大,常用于伴心室肥大、心力衰竭、糖尿病、高脂血症的患者,以及中、重度高血压的老年患者。咳嗽(干咳)是此类药比较常见的不良反应,偶见血管神经性水肿等不良反应。血肌酐>265.2微摩尔/升的患者慎用,双侧肾动脉狭窄、妊娠、哺乳和高血钾患者禁用。

(2)血管紧张素Ⅱ受体拮抗剂(即"××沙坦"):作用机制与ACEI类似,不良反应少,偶见血管神经性水肿等不良反应。双侧肾动脉狭窄、妊娠、哺乳和高血钾患者禁用。

(4)利尿剂:主要为"噻嗪"类药,如氢氯噻嗪、苄氟噻嗪、环戊噻嗪、甲氯噻嗪、氯噻酮、吲达帕胺等,常单独用于抗轻度高血压,也与其他药物合用治疗中、重度高血压,尤其适用于伴心力衰竭、水肿的患者。长期大剂量服用后,部分患者可出现血钾水平降低、血尿酸及血糖水平增高。长期服用者,要注意定期检查血钾、血糖及尿酸。有痛风病史者不宜服用。

(5)β受体阻滞剂(即"××洛尔"):广泛应用于轻、中度高血压患者,尤其适用于年轻的高血压患者及治疗劳力性心绞痛,不宜用于伴心功能不全、支气管哮喘、糖尿病(因其减少胰岛素分泌、干扰糖代谢)的患者。有引起支气管痉挛、心动过缓等副作用。支气管哮喘和心动过缓的患者禁用。β受体阻滞剂突然停药时有可能发生撤药综合征,表现为血压再次升高甚至超过治疗前的水平及心动过速、心绞痛、心律失常加重等,严重者甚至引起急性心肌梗死及猝死,尤其是服用剂量较大时应避免突然停药。

(6)α受体阻滞剂:如哌唑嗪,主要有强心、兴奋神经的作用,较适用于有前列腺增生或脂质代谢紊乱的老年患者。从其作用、效果上看,α受体阻滞剂与β受体阻滞剂刚好相反,前者是导致兴奋的,后者则是抑制兴奋的,所以β受体阻滞剂适用于心动过速、紧张兴奋的患者,而α受体阻滞剂则正好相反,适用于心动过缓、沉衰不振的患者。

(7)传统的中药复方制剂:常含有多种西药成分,长期服用时也可能产生不良反应,要注意其中所含药物的成分,不要随意使用。

3)其他类治疗方法

如手术治疗,原发性醛固酮增多症可以通过手术来治疗,主动脉夹层需要通过手术植入人工血管,而嗜铬细胞瘤也需要手术治疗。

二、如果不进行治疗会有什么严重的后果?

高血压如果不治疗,持续的血压过高会导致严重的心、脑、肾等靶器官的损害和病变,如脑卒中、肾衰竭、尿毒症、周围血管病变、眼底出血、心肌梗死、心力衰竭等。高血压显著增加心血管疾病发生风险,收缩压每升高20毫米汞柱,舒张压每升高10毫米汞柱,冠心病及脑卒中风险会增加1倍。

三、高血压病需要进行康复治疗吗? 常用康复治疗方法有哪些?

高血压患者除了使用药物治疗,还可以选择通过康复治疗来控制自己的血压。康复治疗不但效果非常好,而且可以减少降压药物的使用,从而减少药物的副作用。同时,康复治疗还能够帮助人体有效地改善心脑血管功能。

高血压患者的康复治疗是指综合采用主动积极的身体、心理、行为和社会活动的训练与再训练,帮助患者控制血压,缓解症状,改善心血管功能,在生理、心理、社会、职业和娱乐等方面达到理想状态,提高生活质量。同时,强调积极干预高血压危险因素,减轻残疾和减少再次发作的危险。

(一)治疗原理

动力性运动数分钟后,血压明显低于安静水平,可持续1~3小时,甚至可持续到13小时。长期训练后(1~2周及以上),患者安静血压可明显下降。其机制主要有调整自主神经功能、降低外周阻力、降低血容量、调节内分泌、血管运动中枢适应性改变和纠正高血压危险因素。

（二）哪些人适宜做康复治疗，哪些人不建议做康复治疗？

（1）适应证：1级和2级高血压以及部分病情稳定的3级高血压患者。对于目前血压属于正常高值者，也有助于预防高血压的发生，达到一级预防的目的。

（2）禁忌证：任何临床情况不稳定均属于禁忌证，包括急进型高血压、重症高血压或高血压危象，病情不稳定的3级高血压，有其他严重并发症如严重心律失常、心动过速、脑血管痉挛、心力衰竭、不稳定性心绞痛、出现明显降压药的不良反应而未能控制、运动中血压过度增高（>220/110毫米汞柱）。对于继发性高血压，主要针对原发病因治疗，不将其作为康复治疗对象。

（三）康复方案

（1）有氧训练：侧重于降低外周血管阻力，在方法上强调中小强度、较长时间、大肌群的动力性运动（中至低强度有氧训练），以及各类放松性活动，包括气功、放松疗法等。对轻症患者可以运动治疗为主，对于2级以上的患者则应在降压药物的基础上进行运动疗法。适当的运动疗法可以减少药物用量，降低药物不良反应，稳定血压。运动强度过大对患者无益，所以对于高血压患者不提倡高强度运动。

（2）循环抗阻运动：在一定范围内，中小强度的抗阻运动可产生良好的降压作用，而并不引起血压的过分升高。一般采用循环抗阻训练，即采用相当于40%最大一次收缩力作为运动强度，作大肌群的抗阻收缩，如图10-1所示，每节在30~60秒重复8~15次收缩，各节运动间休息45~60秒，8~12节为一循环，每次训练1~2个循环，每周3~5次，8~12周为一个周期。逐步适应后可按每周5%的增量逐渐增加运动量。

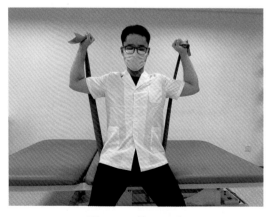

图10-1 抗阻运动

(3)太极拳:太极拳动作柔和,姿势放松,意念集中,强调动作的平衡和协调,有利于高血压患者放松和降压。一般可选择简化太极拳,或者选择个别动作(如云手、野马分鬃等)加以训练,不宜过分强调高难度和高强度。

(四)注意事项

(1)康复治疗需要持之以恒,如果停止则效果在2周内完全消失。

(2)高血压合并冠心病时活动强度应偏小。

(3)不要轻易撤除药物治疗,特别是2级以上的患者。

(4)运动时应该考虑药物对血管反应的影响。

(五)中医治疗

对于高血压患者而言,食疗、导引及养生功法等有助于血压的控制,配合中药内服,能使部分血压恢复正常。对于顽固性高血压及合并有较多症状的患者,中医治疗可起到减轻症状、协助降压、减少减缓靶器官损伤的作用,从而起到未病先防、已病防变的作用。中医保健治疗方法主要有以下几种:

1.耳穴疗法

一般选取降压沟、降压点、肝、皮质下、高血压点等耳穴穴位,如图10-2所示,将胶布剪成0.6厘米×0.6厘米的小块,将王不留行籽贴在胶布上,贴于相应耳穴处,贴后每穴用拇、食指对捏,以中等力量和速度按压30~40次,达到耳郭轻度发热、发痛。两侧耳穴交替贴压,3~5天一换,14天为一个疗程。

2.简易按摩降压法

按摩可调节大脑皮层功能,改善大脑血液循环,使微血管扩张,血压降低,防止动脉硬化。采用自我按摩或由他人辅助按摩的方法防治高血压,手法简单效果明显。

按摩指甲根部以大拇指与食指夹住另一只手的大拇指的指甲根部,转动揉搓。然后,自指甲边缘朝指甲根部慢慢地揉搓下去,勿用力过度,吸气时放松,呼气时施压。尽可能于早起、午间就寝前做3次。

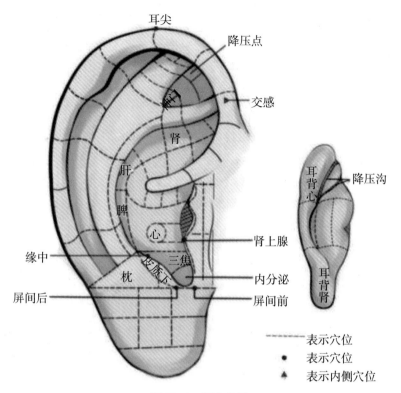

图10-2　耳穴位置

（1）按摩涌泉法：取坐位于床上，用两手拇指指腹自涌泉穴推至足跟部，局部出现热感后再终止操作，如图10-3所示。每日1~2次。最好于足浴后按摩涌泉穴，效果更好。

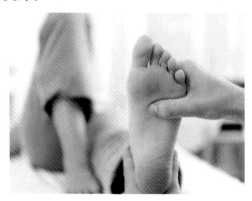

图10-3　按摩涌泉穴

（2）抹前额法：取坐位，双手食指弯曲，用食指的侧面从两眉间印堂穴沿眉抹到太阳穴处。至少做10遍。

（3）顺气法：双手平放在胸前，掌心贴于胸部，用鼻子深吸一口气，接着用口呼气，双手慢慢向下抚到小腹部。反复10遍。

（4）浴腰法：两掌手指并拢，紧按腰背脊柱两侧，从上往下挤压至臀部尾骨处。重复20遍。

3.足浴疗法

用水温为40℃左右的温热水泡脚。足浴盆或桶尽量选用木质的为好，桶高应不小于40厘米。足浴通过温热刺激使腿、脚部及全身毛细血管扩张，外周血管血液分布增多，循环阻力减小，全身血压也就随之下降了，从而减轻高血压的症状。泡脚可每天进行2次，下午与晚间各1次，每次30~40分钟。

第五节　高血压病的预防保健

一、高血压病患者平时应该注意什么？

（一）饮食

饮食上要注意吃的健康。一是不能吃太咸的食物，要注意控制盐的摄入量；二是饮食要规律，避免吃补品，要吃一些粗粮，多吃蔬菜、水果，搭配一些肉类和牛奶；三是多补钙、多补钾，补钙指多喝牛奶，补钾指多吃新鲜的水果、蔬菜。这些能够帮助控制血压的健康的饮食方式，又称为地中海饮食。高血压患者在生活中，要做减法，不要做加法。

（二）运动

每天保持30分钟左右的中等体力活动，如快走30分钟，有轻微出汗，对高血压有好处。

(三)服药

对于高血压患者,要强调坚持服药,一般在停药后,血压会出现波动。

(四)生活方式

尽量戒烟、限酒,戒除不健康的生活方式。注意不要熬夜,熬夜及大量饮酒容易使血压波动。

(五)情绪调整

尽量保持比较稳定的情绪,避免情绪波动,调整心态,对血压会有帮助。

(六)复查

要注意定期检查高血压的靶器官损害,每年复查心功能、肾功能、尿常规、尿蛋白等情况。监测血压,了解血压波动情况。

二、吃"药"能起到预防作用吗?

吃"药"无法起到预防作用。血压正常的人,吃降压药后容易导致血压下降,出现头晕、乏力,严重会导致晕厥,危害性大。还可能出现各类药物不良反应。

建议患者在经过医生明确诊断,查明高血压的病因后,在医生指导下按时按量服用药物治疗。

三、高血压病患者健康生活行为知识要点

(1)注意气候变化,气温骤降时需注意四肢和头面部的保暖。

(2)选择中低强度运动量,必须要量力而行,比如练气功、打太极拳、慢跑、散步等。

(3)保证充足的睡眠时间、良好的睡眠状态。

(4)保持良好的心态,避免情绪大幅度波动。

(5)控制体重,减轻心脏负担。

第十一章　糖　尿　病

第一节　糖尿病的概念

　　糖尿病(diabetes mellitus)是一组以血糖升高为特征的、由遗传基因和环境因素相互作用所致的代谢障碍性疾病,主要由于胰岛素绝对或相对不足及靶细胞对胰岛素敏感性降低,导致碳水化合物、蛋白质、脂肪、电解质和水等代谢紊乱。临床主要表现为多饮、多尿、多食、体重减轻等"三多一少"症状,或伴有多种急性和慢性并发症,占死亡病因的第5位,是严重致残性疾病。

　　通常,我们将糖尿病进行如下分型,以便于糖尿病的诊治和管理:

　　(1)1型糖尿病:多见于青少年儿童胰岛素分泌功能障碍导致的胰岛素绝对不足,与遗传因素及自身免疫关系密切。

　　(2)2型糖尿病:多见于成年人与老年人胰岛素抵抗和胰岛素分泌障碍导致的胰岛素相对不足,与不良的生活方式(约占60%)、遗传和环境改变(各占20%)关系密切。

　　(3)妊娠糖尿病:见于妊娠期妇女。

　　(4)特殊类型糖尿病:较少见,与遗传及基因突变有关。

第二节　糖尿病的常见病因

一、为什么会发生糖尿病?

糖尿病的发病虽然存在一定的遗传风险基础,但更重要的是后天不良生活方式的影响。多吃少动、熬夜或睡眠不足、吸烟、情绪与压力、肥胖都会造成胰岛素需求量增加或胰岛素抵抗,而增加胰岛分泌负担,长期如此将造成胰岛功能衰竭,使胰岛素的分泌量不能满足生理的需要,引起血糖升高,进而罹患糖尿病。所以,糖尿病是一种由不良生活方式造成的疾病。如果养成良好的生活方式,吃动平衡,并避免肥胖,即便有糖尿病家族史,或者有一定的遗传基因携带,大多也可以通过均衡膳食、合理运动等措施,抵消遗传的风险,避免糖尿病的发生。

二、哪些是好发人群?

下列人群易患糖尿病:

(1)年龄大于40岁。

(2)有糖尿病家族史者。

(3)肥胖者。

(4)曾经有过高血糖或尿糖呈阳性者。

(5)分娩巨大儿或有妊娠糖尿病病史的妇女。

(6)出生时低体重者。

(7)高血压、血脂紊乱、动脉粥样硬化性心脏病、高尿酸、尿微量白蛋白增高、脂肪肝、高胰岛素血症等。

(8)有一过性类固醇糖尿病病史、多囊卵巢综合征。

(9)长期接受抗精神病药物或抗抑郁、利尿药物治疗。

(10)有久坐生活方式的人。

需特别注意的是,大多数2型糖尿病患者伴有肥胖,肥胖症本身可以引起胰岛素抵抗。

第三节　糖尿病的常见临床表现

一、糖尿病有哪些自觉症状？出现什么症状要去看医生？

糖尿病的自觉症状主要有：

(1)典型症状为"三多一少"，即多尿、多饮、多食、体重减轻。

(2)其他症状，包括疲乏无力，皮肤、泌尿道感染，外阴瘙痒，手足麻木、发凉、疼痛，视物模糊，餐前低血糖反应，便秘、腹泻、月经失调、性欲减退等。

当出现以下症状时，一定要去医院就诊：

(1)出现糖尿病的典型症状吃得多、喝得多、尿得多，同时有不明原因的体重减轻。

(2)但也有很多人并没有出现这些典型症状，反而出现了一些看似与糖尿病毫无关系的症状，如皮肤干燥瘙痒、视力下降、夜间饥饿、全身无力、伤口愈合慢等，仍然建议出现这些不典型表现的患者尽快就医。

二、需要做哪些检查？

(一)体格检查

测量身高、腹围、体重、血压、心率、臀围、腰臀比等。

(二)实验室检查

(1)尿糖测定：尿糖阳性是诊断糖尿病的重要线索，但尿糖阴性也不能排除糖尿病，尤其是2型糖尿病患者。

(2)血糖测定：

①测定空腹血糖；

②口服葡萄糖耐量试验：反映身体对糖负荷的处理能力；

③糖化血红蛋白(HbA1c)和糖化白蛋白(GA)：HbA1c反映近2~3个月

的血糖水平,GA反映近2~3周的平均血糖水平;

④胰岛β细胞功能检查:胰岛素释放试验和C肽释放试验,反映基础和由葡萄糖介导的胰岛β细胞释放胰岛素的能力。

(3)血脂、血酮、电解质、肾功能、尿酮体等检查:了解是否存在糖尿病导致的相关并发症。

(4)眼底、心电图、肌电图、B超等相关检查。

注意事项:检查前须空腹8小时以上,一般在检查前一天晚上12点以后禁食;注意在检查前停用维生素C、青霉素、水杨酸盐、避孕药、利尿剂等药物,这些药物会影响检验结果。

在口服葡萄糖耐量试验中,患者不喝茶及咖啡、不吸烟、不做剧烈运动。

三、为什么要做这些检查? 检查对治疗预防糖尿病有什么帮助?

(一)糖尿病血液分析

(1)血糖(包括三餐前血糖、三餐后2小时血糖)、糖化血红蛋白(HbA1c)测定:可以了解血糖控制情况和治疗效果,以便于调整降糖治疗方案。

(2)肝肾功能检查:了解肝、肾功能,如果肝、肾功能有问题,则某些药物不能应用。

(3)血脂、血液流变学(即血黏度)检查:了解有无高脂血症、高黏血症。

(4)血电解质(K^+、Na^+、Cl^-)、血酮体、血/尿渗透压测定:了解有无糖尿病酮症酸中毒、糖尿病非酮症性高渗性昏迷。

(5)血/尿淀粉酶测定:可以了解有无胰腺炎症。

(6)胰岛功能测定:包括口服葡萄糖耐量试验(OGTT)、胰岛素及C肽释放试验。临床意义是可以确诊是否患了糖尿病;确诊糖尿病是属于1型还是2型;可以了解胰岛功能损害程度;可以判定血糖波动和病情稳定程度,判断治疗效果。

(二)糖尿病尿液分析

(1)尿常规和尿酮体:可以了解有无糖尿病酮症、糖尿病肾病、泌尿系炎症。

(2)尿微量白蛋白:应用先进的放射性免疫检测技术,可以发现早期糖尿病肾病(这也是治疗的最佳时机)。

(三)X 线胸片

了解心肺情况。

(四)心电图、心脏B超

可以了解有无心肌缺血、心脏肥大、心律失常等心脏病变。

(五)肝胆胰双肾B超

判断是否合并有脂肪肝、胆囊炎、胆结石、胰腺炎、糖尿病肾病、肿瘤等。

(六)眼底检查

判断有无合并糖尿病视网膜病变、白内障等眼部病变。

(七)肌电图

判断有无糖尿病周围神经病变。

(八)经颅多普勒(TCD)、血管彩色超声波

了解有无合并脑动脉硬化、糖尿病周围血管病变等。

(九)骨密度测定

了解有无骨质疏松。

(十)动态血糖仪

俗称"血糖Holter",通过监测24~72小时的动态血糖变化,可全面了解患者全天血糖波动情况和趋势,发现未知的高血糖和低血糖,便于调整和优化治疗方案,也可作为糖尿病各种科研的有力工具,代表了国际上血糖监测的最新水平。医生将根据患者的临床表现和检查结果,判断是否有糖尿病,并进行糖尿病分型,同时判断有无合并症、并发症等,便于早发现、早诊断、早治疗,选择个性化治疗方案。

第四节　糖尿病的常见治疗方式

一、糖尿病的治疗方式有哪些?

糖尿病综合管理包括5个要点(五驾马车):糖尿病健康教育、医学营养治疗、运动治疗、血糖监测、药物治疗,如图11-1所示。

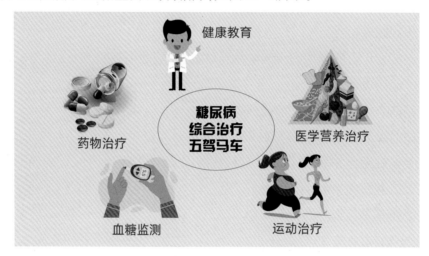

图11-1　糖尿病综合治疗的5个要点

(一)糖尿病教育

患者及家属应尽可能多地学习、了解糖尿病及其并发症相关知识。积极地向家庭医生寻求帮助,谨遵医嘱进行治疗,提高自我管理的意识与能力。

(二)医学营养治疗

医学营养治疗是糖尿病的基础管理措施,旨在帮助患者制定营养计划,形成良好的饮食习惯,确定合理的总能量摄入,合理均衡分配各种营养物质的摄入量,恢复并维持理想体重。一般可根据"身高(厘米)-105"估计理想体重。成人正常体重者完全卧床时,每日每千克理想体重需要给予能量62.76~83.68千焦(15~20千卡),休息状态下需要104.60~125.52千焦(25~30千卡),

根据体力劳动情况酌情增加能量摄入。膳食营养分配要均衡,限制糖、盐的摄入,增加膳食纤维摄入以及尽量避免酒精摄入,具体如下:

(1)碳水化合物:每天摄入量应占总热量的50%~60%。注重对碳水化合物摄入的数量和质量的控制。摄入低血糖指数食物对血糖控制有利,但也应避免摄入过多。适量摄入糖醇和非营养性甜味剂是安全的。过量摄入果糖易导致甘油三酯合成过多。定时定量进餐,尽量保持碳水化合物均匀分配。控制添加糖的摄入,不喝含糖饮料。

(2)脂肪:每天摄入量应占总热量的25%~30%,其中饱和脂肪酸摄入量应低于总热量的10%,胆固醇摄入量应低于300毫克/天。尽量减少反式脂肪酸的摄入,单不饱和脂肪酸在总脂肪摄入中的供能比宜为10%~20%。饱和脂肪酸摄入量不应超过饮食总热量的7%。多不饱和脂肪酸不宜超过饮食总热量的10%,适当增加富含n-3脂肪酸食物的摄入。控制膳食中胆固醇的过多摄入。

(3)蛋白质:每天摄入量应占总热量的15%~20%,保证摄入的优质蛋白质占比超过1/3。对于糖尿病肾病患者,推荐每天蛋白质摄入量约为0.8克/千克,过高蛋白质摄入(如>1.3克/千克)可能导致尿蛋白升高、肾功能下降、心血管病发生率及死亡风险增加。每天摄入蛋白质低于0.8克/千克,并不能延缓糖尿病肾病的进展。已开始透析的患者,蛋白质摄入量可适当增加。蛋白质来源应以优质动物蛋白质为主,必要时可补充复方α-酮酸制剂。

(4)酒:不推荐糖尿病患者饮酒。若饮酒应计算酒精中所含的总能量。女性一天饮酒的酒精量应不超过15克,男性应不超过25克(15克酒精相当于350毫升啤酒、150毫升葡萄酒或45毫升蒸馏酒)。每周饮酒不要超过2次。应警惕酒精可能诱发的低血糖,避免空腹饮酒。

(5)膳食纤维:提高膳食纤维的摄入量对健康有益。建议糖尿病患者的膳食纤维摄入量达到每日推荐摄入量,即10~14克/1 000千卡。豆类、富含纤维的谷物类、水果、蔬菜和全谷物食物均为膳食纤维的良好来源。

(6)微量元素:糖尿病患者容易缺乏B族维生素、维生素C、维生素D以及铬、锌、硒、镁、铁、锰等多种微量营养素,应根据营养评估结果适量补充。长期服用二甲双胍者应预防维生素B_{12}缺乏。不建议长期大量补充维生素E、维生素C及胡萝卜素等具有抗氧化作用的制剂。

(7)钠:食盐摄入量应限制在每天6克以内,即每日钠摄入量不应超过2克。合并高血压的患者,更应严格限制钠的摄入量。限制摄入含钠高的调味品或食物。高钠调味品及食物包括味精、酱油、调味酱、腌制品、盐渍加工食品等。

(三)运动治疗

(1)有氧运动:糖尿病患者选择中高强度的有氧运动可以改善糖代谢。因为有氧运动主要消耗糖和脂肪,可以帮助降低血糖,有效改善胰岛素抵抗。每周至少中等强度运动150分钟。

(2)力量训练:在运动过程中,肌肉是消耗糖的主要器官,肌肉质量比较好或肌肉数量比较多,消耗的糖就会更多一些,能更好地改善糖代谢。

(3)仰卧位举腿:糖尿病足患者下肢血管、神经感应能力较差,选择仰卧位运动有助于改善下肢血液循环,预防糖尿病足。

(4)运动后的牵伸运动:肌肉训练后一定要做牵伸运动,让肌肉逐步放松下来。

(四)血糖监测

以下人员需要做好血糖监测:

(1)餐前空腹血糖较高,或有低血糖风险者(多见于老年人、血糖控制较好者)。

(2)餐后2小时空腹血糖已获良好控制,但糖化血红蛋白(HbA1c)仍不能达标者;需要了解饮食和运动对血糖影响者。

(3)睡前注射胰岛素患者,特别是晚餐前注射胰岛素患者。

(4)经治疗夜间血糖已接近达标,但空腹血糖仍高者;或疑有夜间低血糖者。

(5)其他情况出现低血糖症状,或是剧烈运动前后。

（五）药物治疗

由于个体差异大，用药不存在绝对的最好、最快、最有效，除常用非处方药外，应在医生指导下充分结合个人情况选择最合适的药物。目前，糖尿病治疗药物包括口服药和注射制剂两大类。

（1）口服降糖药：主要有促胰岛素分泌剂、非促胰岛素分泌剂、二肽基肽酶-4抑制剂（DPP-4抑制剂）和钠-葡萄糖共转运蛋白2抑制剂（SGLT-2抑制剂）。

（2）注射制剂：包括胰岛素及胰岛素类似物、胰高血糖素样多肽-1受体激动剂（GLP-1受体激动剂）。

（六）中医治疗

中医将糖尿病称作消渴。中医特色疗法源远流长，从《黄帝内经》始，除了口服中药外，还有针、灸、熏、贴、蒸、洗、熨、吸、推拿、导引等诸多方法。

（1）中药足浴：中药足浴疗法是用中药熬煮后的药液进行足部浸洗，以达到治疗疾病的目的。现代医学研究发现，药物成分经足浴透皮吸收后可延长下肢运动神经诱发电位潜伏期、传导速度及感觉神经传导速度，从而改善下肢神经功能；并能降低血液黏稠度、改善血液流变学，扩张血管，使局部血流量明显增加，从而改善微循环。足部是足三阳经与足三阴经的交会处，是足三阴经起始处，足三阳经终止处，分布着五输穴、八脉交会穴等诸多穴位，是经气汇聚之处，通过经络联络五脏六腑。

（2）中药穴位贴敷：穴位贴敷疗法是将中药制成软膏或药饼贴于相应穴位上，通过穴位对药物成分的吸收经过经络进而产生治疗的作用。现代医者多运用贴敷疗法治疗糖尿病胃肠疾病，如糖尿病胃轻瘫、糖尿病性腹泻、糖尿病性便秘等。所选穴位以神阙、天枢、中脘、足三里等为主。

（3）针灸治疗：一般认为针灸对轻、中度非胰岛素依赖性糖尿病有较好的疗效，对重度非胰岛素依赖性糖尿病疗效差。针灸在糖尿病及各种并发症的治疗上应用极其广泛。在糖尿病并发症的治疗上，针灸多用于糖尿病周围神经病变、糖尿病周围血管病变、胃肠病变、糖尿病眼病等，根据具体病变选择相应经脉及穴位,多取四肢如足三里、三阴交、太溪、太冲、曲池、合谷等穴位,以及背俞穴、腹募穴等。

(4)耳穴压豆:从经络学上讲,耳是人体脏腑器官的一个全息图。耳郭有丰富的神经分布,尤其迷走神经单独分布于耳郭专门支配内脏活动,这为通过刺激耳穴来调节内脏功能提供了客观依据。现代医家运用耳穴压豆辅助治疗糖尿病、糖尿病胃肠并发症等均取得较好疗效。临床常用耳穴有大肠、直肠、交感、皮质下、内分泌、肺、脾、肾、胃等穴位。

(5)推拿:推拿又称按摩,可以改善微循环,从而改善胰岛功能,改善胰岛素抵抗,改善糖脂代谢。

(6)传统功法:传统功法作为我国古老的心身锻炼方法历史悠久,强调呼吸、体势、意念的结合。目前常用的功法有太极拳、八段锦、五禽戏、放松功、六字诀、少林功法等。

糖尿病的中医特色疗法内容极其丰富,临床常几种方法相结合使用,配合口服降糖药物和胰岛素使用可以起到更好疗效。可以在专科医师的指导下选择使用,利于糖尿病患者病情的控制和生活质量的提高。

二、如果不进行治疗会有什么严重的后果?

糖尿病患者若不积极进行治疗,未能及时控制住血糖值,则易引起糖尿病并发症,如图11-2所示,对人体生命造成威胁。

(一)糖尿病急性并发症
包括低血糖、酮症酸中毒、乳酸酸中毒等。

(二)糖尿病慢性并发症
(1)大血管病变:脑血管病变、心血管病变、肢体动脉粥样硬化及下肢血管动脉闭塞。

(2)微血管病变:包括糖尿病视网膜病变、糖尿病肾病。

(3)糖尿病周围神经病变:表现为肢端麻木、刺痛及发凉,糖尿病足。

(4)长期高血糖可以加速青光眼及白内障的发生。

(5)导致皮肤细菌、真菌感染,泌尿道感染。

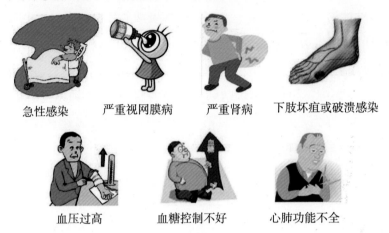

急性感染　　严重视网膜病　　严重肾病　　下肢坏疽或破溃感染

血压过高　　　血糖控制不好　　心肺功能不全

图11-2　糖尿病并发症

三、糖尿病需要进行康复治疗吗? 常用康复治疗方法有哪些?

对于糖尿病患者,需要进行规范的康复治疗。常用的康复治疗方法如下:

(一)运动治疗

运动治疗的主要目的是减轻体重,改善胰岛素抵抗,有效帮助控制血糖。根据年龄、性别、体力、病情及有无并发症等不同条件,制定具体运动计划、循序渐进、长期坚持。

(二)有氧运动

(1)运动方式:散步、快走、慢跑、骑自行车、游泳、水上活动、划船、跳舞等。

(2)运动处方:有氧运动包括3个部分:准备活动、锻炼部分和放松活动。

(3)准备活动:包括5~10分钟的四肢和全身牵伸活动,如步行、打太极拳和做各种保健操等。

(4)运动锻炼:是用以达到治疗目的的核心部分。

(5)放松活动:每次运动结束后应有放松活动,包括5~10分钟的慢走、自我按摩或其他低强度活动。其作用在于促进血液回流,防止突然停止运动造成的肢体淤血、回心血量下降而引起昏厥或心律失常。

(6)运动持续时间:从每次5分钟逐渐增加到30分钟。

(7)每周运动频率:从1次逐渐增加到5次。

(8)运动强度:运动中要求达到靶心率并保持10分钟以上。能确保安全的运动心率称为靶心率(THR),靶心率的确定最好通过运动试验获得,即取运动试验中最高心率的70%~80%作为靶心率,开始时宜用低运动强度进行运动。还有一种比较简单的计算靶心率的方法,即根据年龄来计算靶心率:靶心率=170−年龄。以50岁的病友为例,其在运动时以保持心率在120次/分为宜,而50岁的肥胖患者可适当加大运动强度,运动时保持心率在130次/分为宜。

(9)自身感觉:以周身发热、微出汗为宜。不要运动至大汗淋漓或气喘吁吁、能说话却不能唱歌的地步。

(三)抗阻训练

对于患有糖尿病的老年朋友,抗阻训练可以改善肌肉力量、骨密度、血压、血脂和胰岛素敏感性,并降低糖化血红蛋白。有氧运动和抗阻训练相结合,优于只做有氧运动或只做抗阻训练。下列运动属于抗阻训练:自由重量训练(如哑铃、壶铃、杠铃等)、器械辅助抗阻(健身房固定器械)、弹力带,以及以体重作为阻力(如靠墙深蹲、坐姿抬腿等)的8~10种涉及全身主要肌肉群的训练。建议每周训练2~3天(中间间隔1~2天),每次训练可以完成1~3组动作,每组动作重复10~15次。

(四)柔韧性训练

患有糖尿病的老年朋友,需要注重开展能够增强关节灵活性的训练。无论是只做柔韧性训练,还是与抗阻训练相结合,都能改善2型糖尿病患者的关节灵活性。对于身体较弱的老年人,柔韧性训练强度较低,更容易执行。下列运动属于柔韧性训练:静态伸展、动态伸展或PNF(本体感觉神经肌肉促进疗法)拉伸、瑜伽、普拉提等。建议每周训练2~3天,每次拉伸到紧绷或轻微不适的程度,静态或动态维持10~30秒,每组重复2~4次。柔韧性训练通常用于肌肉和关节热身。

(五)平衡训练

改善糖尿病患者的整体身体平衡能力、改善步态可降低跌倒风险,因此在家应多做平衡训练。瑜伽和太极拳等,都属于平衡训练。训练时,没有强度或持续时长的设定,建议每周训练2~3天。

(六)水中运动

该治疗方法是指在水中进行各种运动训练的方法,利用浸没在水中的生理效应及水的特性有利于运动、增强肌力、提高稳定性与平衡能力、帮助放松与缓解疼痛。制定好运动处方,明确好运动强度、运动时间、运动频率。常采用的运动形式有游泳、其他水中运动等。

(七)其他类型的运动

骑马、高尔夫等。

四、自行在家锻炼可以替代康复治疗吗?

康复治疗是一系列的系统综合治疗,治疗方案的完成需要专业的医生、治疗师及患者和家属共同参与,各个方面缺一不可,以便做到更加精准、科学。而居家锻炼,缺少科学的指导,无法准确掌握锻炼的强度和频率,容易导致损伤。所以,自行在家锻炼是无法替代康复治疗的。

第五节　糖尿病的预防保健

一、糖尿病患者平时应该注意什么?

(一)正常生活方式

(1)正确认识疾病:糖尿病是一种慢性进展性疾病,只要正确、有效地治疗,血糖达标了,就能明显延缓或减少并发症。

(2)坚持适度运动,让运动养成习惯:夏季运动要注意避暑,可在清晨或傍晚到户外运动,如步行、做操、游泳、打太极拳等。为了预防运动时出现低血糖,可随身带些水果糖或果汁水。

(3)注重心理保健:血糖水平的高低与情绪的好坏密切相关,夏季闷热的天气,易使人烦躁不安,情绪波动不稳,血糖就可能会居高不下,甚至使病情恶化。因此,糖尿病患者一定要调控和驾驭好自己的情绪,可以和友人在树荫下对弈、闲聊、听轻音乐、练书法、学绘画、深呼吸3次以上等,都有助于放飞心灵。心静自然凉,血糖也就自然而然地下降了。

(二)合理饮食

(1)合理饮食的目的:合理饮食是糖尿病的基本治疗方法,目的是控制热量的摄入,减轻胰岛的负担,减轻并发症的发生;严格控制每日总热量的摄取,合理搭配三大营养素,保证充足的食物纤维素摄入。应保持有规律的饮食习惯,定时、定量进食。

(2)饮食治疗的原则:调控每日饮食摄入的总热量;均衡饮食,合理安排各种营养成分;规律定量饮食,少量多餐,与运动治疗、药物治疗密切配合;戒烟限酒;饮食治疗个体化,满足生长、发育、妊娠、哺乳妇女的特殊需要;严格遵守,长期坚持。

(3)饮食口诀"123456":每日1杯奶,2两瘦肉,3个小水果,4两主食,5两蔬菜,6杯水。

(三)适量运动

(1)应在医师指导下进行,运动前要进行必要的评估,特别是心肺功能和运动功能。

(2)运动时间:每周至少150分钟中等强度的有氧运动。

(3)即使每次仅进行短时的体育运动(如10分钟),累计30分钟/天,也是有益的。

(4)中等强度有氧运动:50%~70%最大心率,运动时有点用力,心跳和呼吸加快但不急促。中等强度运动包括快走、打太极拳、骑车,以及打乒乓球、羽毛球和高尔夫球。

(5)较大强度运动:包括快节奏舞蹈、有氧健身操、慢跑、游泳、骑车上坡、踢足球、打篮球等。

(6)抗阻运动:如无禁忌证,每周最好进行2~3次抗阻运动(两次锻炼间隔≥48小时),联合进行抗阻运动和有氧运动可获得更大程度的代谢改善。

(7)常见运动禁忌:血糖在14毫摩尔/升以上或血糖波动较大,明显的低血糖症,合并各种急性感染,合并糖尿病急性并发症,严重糖尿病肾病,严重糖尿病足,严重视网膜病变,伴有心功能不全、心律失常且活动后加重,新近发生的血栓,高血压未被控制,经常出现脑供血不足症状等患者,不宜进行运动治疗。

(8)运动注意事项:

①有心血管疾病症状、糖尿病病程较长、年龄较大,或伴随其他与糖尿病相关的并发症的人,建议先完成医疗检查和运动测试,再遵医嘱开始锻炼计划;

②运动前必须保证充足的饮水量且自我感觉正常,才能开始轻缓的低强度运动,如散步、打太极、做家务;

③运动期间和运动后要适当饮水;

④要避免在一天中温度最高的时间段或者阳光直射的情况下运动,要预防中暑。

(四)起居

(1)生活起居有规律,睡眠要适当。睡眠经常不足6小时,糖尿病危险翻一番;而睡眠超过8小时,糖尿病危险增加3倍。

(2)尽量避免独居。独居的人患糖尿病的风险比其他人高。专家建议,即使独居也应保持健康的生活方式。

二、吃"药"能起到预防作用吗?

不能。有的人既不想坚持运动和节制饮食,又不想得糖尿病,他们盼望着有一种药物吃了以后不用控制饮食和锻炼身体,就可以延缓或者制止糖尿病的发生,这个愿望到目前为止,还只是一个不切实际的梦想。

虽然目前有些降糖药物已被证实有延缓糖尿病发生的作用,包括双胍类降糖药、葡萄糖苷酶抑制剂和格列酮类降糖药。但是用降糖药预防糖尿病,还需要慎重。首先,糖尿病的发生时间具有相对的不可预知性,很难判断何时开始服药,何时可以停药。其次,任何降糖药物,均增加花费,长期服用花费可观。最后,任何药物均有一定的不良反应,如双胍类有胃肠道反应,葡萄糖苷酶抑制剂导致腹胀,格列酮类导致心血管危险等。

因此,预防糖尿病,首先是"多动一点,少吃一点,行动一点,放松一点",药物的使用要慎重,要由专业医生来决定。

三、糖尿病患者健康生活行为知识要点

临床上,糖尿病患者的生活方式是否健康对糖尿病的治疗非常关键。需要注意以下几点:

(1)糖尿病患者饮食要清淡,避免进食油炸类的食品,避免摄入过多高热量、高油脂的食物,同时避免暴饮暴食,生活要规律,避免熬夜。

(2)建议糖尿病患者餐后1小时适当运动锻炼,采用有氧运动锻炼,不建议剧烈的运动锻炼,以免拉伤肌肉。长期运动锻炼可以减轻体重,增加胰岛素的敏感性,利于血糖的控制,对于延缓糖尿病慢性并发症的发生也有非常重要的作用。

(3)糖尿病患者建议戒烟,因为吸烟可以导致动脉粥样硬化,诱发心脑血管疾病的发生。糖尿病患者应注意控制饮酒量,饮酒量不宜过多,并且不建议空腹大量饮酒,以避免出现严重的低血糖。

(4)减肥是避免胰岛素抵抗的关键。

(5)加强血糖自我监测。

(6)保持乐观的心态。要用乐观主义精神与糖尿病作斗争;战略上蔑视,战术上重视。客观接受病情,立即治疗,树立起长期与疾病作斗争的信心。

（7）开展中医保健。中医方面可通过食疗、推拿、运动等方式降糖,具体如下:

①食疗:中医里有一些药食同源的食材,如山药,入脾肺肾经,不寒不燥,可补益脾胃、养肺滋肾,适用于各种类型的糖尿病。葛根、薏米等也可控制血糖,辅助降糖;

②推拿:可推拿四肢,以向心推拿为主,能改善四肢微循环,促进组织代谢,加速细胞对糖的吸收,可帮助调节血糖;

③运动:如传统的太极拳、八段锦或一些降糖的保健操,都可有效辅助降糖。

第十二章　慢性阻塞性肺疾病

第一节　慢性阻塞性肺疾病的概念

慢性阻塞性肺疾病(chronic obstructive pulmonarv disease,COPD)简称慢阻肺,是一种常见的、可以预防和治疗的疾病,其特征是持续存在的呼吸系统症状和气流受限,通常与显著暴露于有害颗粒或气体引起的气道和(或)肺泡异常有关。肺功能检查对于确定气流受限有重要意义,在吸入支气管扩张剂后,第一秒用力呼气容积(FEV_1)占用力肺活量(FVC)之比值(FEV_1/FVC)<70%表明存在持续气流受限。

慢性阻塞性肺疾病与慢性支气管炎和肺气肿有密切关系。慢性支气管炎是指在排除慢性咳嗽等其他已知原因后,患者每年咳嗽、咳痰3个月以上并连续2年者。肺气肿是指肺部终末细支气管远端气腔出现异常持久的扩张,并伴有肺泡和细支气管的破坏,而无明显的肺纤维化。当慢性支气管炎、肺气肿患者肺功能检查出现持续性气流受限时,则能诊断为慢阻肺,如患者只有慢性支气管炎和(或)肺气肿,而无持续性气流受限,则不能诊断为慢阻肺。

第二节　慢性阻塞性肺疾病的常见病因

一、为什么会发生慢性阻塞性肺疾病?

气流受限和气道阻塞是慢阻肺最重要的病理生理改变。其确切病因尚不清楚,应是内因(个体易患因素)与外因(环境因素)共同作用的结果。在大多数患者中,慢阻肺往往合并其他有明显临床症状的慢性病,这会增加慢阻肺的发病率和病死率。

目前最常见和最主要的病因是长期吸烟,此外长期吸入职业性粉尘和化学气体,也会增加慢阻肺的发生风险。遗传因素、年龄和性别、肺生长发育、社会经济状况、哮喘、慢性支气管炎、感染等同样也是影响慢阻肺发病和恶化的因素。

(1)遗传因素:慢阻肺有遗传易感性。

(2)年龄和性别:年龄是慢阻肺的危险因素,年龄越大,慢阻肺患病率越高。慢阻肺患病率在男女性别之间差异报道不一致,但是文献报道女性对烟草烟雾的危害更敏感。

(3)肺生长发育:妊娠、出生和青少年时期直接和间接暴露于有害因素时可以影响肺的生长,肺的生长发育不良是慢阻肺的危险因素。

(4)支气管哮喘(简称哮喘)和气道高反应性:哮喘不仅可以和慢阻肺同时存在,也是慢阻肺的危险因素,气道高反应性也参与慢阻肺的发病过程。

(5)低体重指数:低体重指数也与慢阻肺的发病有关,体重指数越低,慢阻肺的患病率越高。吸烟和低体重指数对慢阻肺存在交互作用。

二、慢性阻塞性肺疾病的发生与哪些因素有关?

(一)外部因素

(1)环境因素:在化学烟雾或微生物学活性粉尘等污染的环境中工作,慢阻肺发生率、死亡率增加,职业性粉尘(二氧化硅、煤尘、棉尘和蔗尘等)的浓度过大或接触时间过久,可进一步增加慢阻肺的发生率。

(2)吸烟:吸烟是引起慢阻肺的主要病因,吸烟开始的年龄越小,烟龄越长,每天吸烟量越多,患病率越高。临床上,慢性支气管炎和肺气肿是导致慢阻肺最常见的疾病,这两种疾病均可由吸烟所致。调查统计显示,20%的吸烟者会发展成为慢阻肺,而长期吸二手烟的人群,患慢阻肺的概率更大。

(3)被动吸烟:在室内接触纸烟烟雾的人群也容易患慢阻肺,被动吸烟可产生眼睛刺激,还可能导致喘鸣。吸二手烟的人群与不吸烟的人群相比,呼吸道症状和疾病多见,且有轻度肺功能下降。

(4)大气污染:严重的空气污染,颗粒物质(PM)和有害气体物质(二氧化硫、二氧化氮、臭氧和一氧化碳及高剂量杀虫剂等)对支气管黏膜有刺激和细胞毒作用,空气中$PM_{2.5}$的浓度超过35微克/米^{3}时,慢阻肺的患病危险度明显增加。使用固体燃料(柴草、煤炭和动物粪便)可致室内外空气污染,烟雾中含有大量有害成分,例如碳氧化合物、氮氧化合物、硫氧化合物、未燃烧完全的碳氢化合物颗粒及多环有机化合物等都会导致慢阻肺的发生。

(二)个体因素

(1)胸廓运动障碍性疾病:较少见。严重的脊椎后侧弯、脊椎结核、类风湿关节炎、胸膜广泛粘连及胸廓成形术后造成的严重胸廓或脊椎畸形、严重的胸膜肥厚、肥胖伴肺通气不足、睡眠呼吸障碍及神经肌肉疾病如脊髓灰质炎等,均可引起胸廓活动受限、肺受压、支气管扭曲或变形,导致肺功能受限,气道引流不畅、肺部反复感染,并发肺气肿,或纤维化、缺氧、肺血管收缩、狭窄使阻力增加,肺动脉高压,最后发展成肺心病。

(2)肺血管疾病:甚少见。累及肺动脉的过敏性肉芽肿病,广泛或反复发生的多发性肺小动脉栓塞及肺小动脉炎,以及原因不明的原发性肺动脉高压,均可使肺小动脉狭窄、阻塞,引起肺动脉血管阻力增加、肺动脉高压和右心室负荷过重,发展成肺心病。偶见于肺动脉及肺静脉受压,如纵隔肿瘤、动脉瘤等。

(3)感染和慢性支气管炎:呼吸道感染是慢阻肺发病和加剧的重要因素,病毒或细菌感染是慢阻肺急性加重的常见原因。儿童期反复下呼吸道感染与成年时肺功能降低及呼吸系统症状的发生有关。肺部感染不仅加重了低氧和二氧化碳潴留,还使肺小动脉痉挛、肺循环阻力进一步增加、肺动脉压更加增高,加重右心室负荷甚至失代偿。

(4)其他:如社会经济地位与慢阻肺的发病有密切关系,这可能与室内空气污染、居室拥挤、营养较差有关。

三、哪些是好发人群?

2018年,中国成人肺部健康研究(CPHS)结果首次明确,我国慢阻肺患者数近1亿。其中,20岁及以上成人的慢阻肺患病率为8.6%,40岁以上者则高达13.7%。男性多于女性,农村高于城市。慢阻肺的好发人群跟烟草的使用、烟雾的吸入、有害颗粒的吸入有密切关系。因此,慢阻肺的好发人群有吸烟人群、二手烟受害人群、矿工、家庭妇女等。

第三节　慢性阻塞性肺疾病的常见临床表现

一、慢性阻塞性肺疾病有哪些自觉症状?出现什么症状要去看医生?

该病起病缓慢,病程较长,早期可以没有自觉症状,主要症状可能有慢性咳嗽、咳痰和呼吸困难,但这些症状往往会被忽略,随病程进展可终身不愈。

(1)慢性咳嗽:是慢阻肺常见的症状。其咳嗽症状出现缓慢,迁延多年,以晨起和夜间阵咳为主。

(2)咳痰:多为咳嗽伴随症状,痰液一般为白色黏液或浆液泡沫痰,偶可带血丝,急性发作期痰量增多,可有脓性痰而不易咳出。

(3)气短或呼吸困难:早期在劳力时出现,后逐渐加重,以致在日常活动甚至休息时也感到气短,活动后呼吸困难,是慢阻肺的标志性症状。

(4)喘息和胸闷:部分患者有慢性的胸闷和喘息,此非慢阻肺的特异性症状,常见于重症或急性加重期患者。

(5)反复发作的下呼吸道感染。

(6)其他:晚期患者有体重下降、食欲减退等。

出现以上症状,都应予以重视,及时就医,早期干预、治疗及预防,以免病情进展恶化。

　　患者还可以根据mMRC呼吸困难评分(表12-1)和慢阻肺自我评估测试(CAT)(表12-2)来判断自身状况。mMRC呼吸困难评分指的是改良版英国医学研究委员会呼吸困难问卷,主要用于评估慢性阻塞性肺疾病患者的呼吸困难程度。

表12-1　mMRC呼吸困难评分

0级	剧烈活动时出现呼吸困难
1级	平地快步行走或爬缓坡时出现呼吸困难
2级	由于呼吸困难,平地行走时要比同龄人慢或需要停下来休息
3级	平地行走100米左右或数分钟即需要停下来喘气
4级	因严重呼吸困难而不能离开家,或是在穿衣脱衣时即出现呼吸困难

　　mMRC仅反映呼吸困难这一单一症状。临床上在评估慢阻肺患者健康损害程度时,还应用更为全面的慢阻肺自我评估测试(CAT)问卷。

表12-2　慢阻肺自我评估测试(CAT)

序号	测试因子	症状	评分	
1	咳嗽	我从不咳嗽	0 1 2 3 4 5	我总是咳嗽
2	咳痰	我一点痰也没有	0 1 2 3 4 5	我痰很多
3	胸闷	我一点胸闷感觉也没有	0 1 2 3 4 5	我感觉胸闷很严重
4	运动	当我爬坡或运动时我没有气喘	0 1 2 3 4 5	当我爬坡或走一层楼时感觉呼吸困难
5	日常活动	我在家家里的活动都不受慢阻肺影响	0 1 2 3 4 5	我吃饭、穿衣等活动都受慢阻肺影响
6	情绪	尽管我有肺病,但我有信心外出	0 1 2 3 4 5	因为我有肺病,我做任何事都没有信心
7	睡眠	我睡眠很好	0 1 2 3 4 5	我睡眠很不好
8	精力	我精力旺盛	0 1 2 3 4 5	我一点精力都没有

　　患者根据自身情况,对每个项目做出相应评分(0~5),CAT分值范围是0~40。CAT评分有助于医生评估慢阻肺对健康和日常生活的影响,可通过测试分数来更好地管理患者的慢阻肺,并帮助患者从治疗中获益。就诊时,提供不少于2次的近期CAT问卷评分,有助于医生评估患者的疾病进展情况。0~10分:为"轻微影响";11~20分:"中等影响";21~30分:"严重影响";

31~40分："非常严重影响"。患者CAT评估2次，评分的差异≥2分，即可提示疾病加重或者症状改善；CTA评分在中度以上，建议就医。

二、需要做哪些检查？

（一）肺功能检查

肺功能检查是判断气流受限的客观指标，如图12-1所示，对慢性阻性肺疾病的诊断、严重程度评估、疾病进展、预后及治疗反应等均有重要意义。气流受限是以1秒用力呼吸容积（FEV_1）和用力肺活量的比值（FEV_1/FVC）降低来确定的。1秒用力呼吸容积/用力肺活量的比值是慢性阻塞性肺疾病的一项敏感指标，可检出轻度气流受限。1秒用力呼吸容积占预计值的百分比是中、重度气流受限的良好指标，应作为慢性阻塞性肺疾病肺功能检查的基本项目。吸入支气管舒张药后1秒用力呼气容积/肺活量的比值<70%者，可确定为不完全可逆的气流受限。气流受限可导致肺过度充气，使肺总量（TLC）、功能残气量（FRC）和残气容积（RV）增高，肺活量（VC）降低。深吸气量是潮气量与补吸气量之和，该指标与肺总量的比值反映肺过度膨胀的程度，因此可以反应慢性阻塞性肺疾病患者呼吸困难的程度。

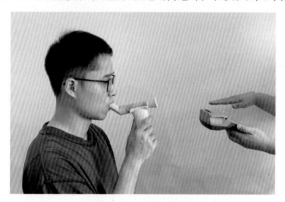

图12-1　肺功能检查

（二）胸部X线检查

胸部X线检查对于确定肺病并发症及与其他疾病（如肺间质纤维化、肺结核等)的鉴别诊断有重要意义。慢性阻塞性肺疾病早期的X线胸片可无明显变化,以后出现肺纹理增多、紊乱等非特征性改变;后期主要表现为肺过度充气,X线片显示肺容积增大,胸腔前后径增长,肋骨走向变平,肺野透亮度增高,膈肌位置低平,心脏悬垂狭长,肺门血管纹理呈残根状,肺野外周血管纹理纤细稀少等,有时可见肺大泡形成。并发肺动脉高压和肺源性心脏病时,除右心增大的X线征外,还可有肺动脉圆锥膨隆,肺门血管影扩大及右下肺动脉增宽等。

(三)胸部CT检查

胸部CT检查意义在于排除其他有相似症状的呼吸系统疾病。高分辨率CT对辨别小叶中心型或全小叶型肺气肿及确定肺大疱的大小和数量,有很高的敏感性和特异性,对预计肺大疱切除或外科减容手术等的效果有一定价值。慢阻肺患者建议低剂量CT用于肺癌筛查。

(四)血气检查

当1秒用力呼气容积<40%预计值时,或具有呼吸衰竭、右心衰竭的慢性阻塞性肺疾病患者均应做血气检查。随着病情的进展,血气可出现异常,表现为轻、中度低氧血症、高碳酸血症、酸碱平衡失调以及呼吸衰竭等。

(五)实验室检查

低氧血症患者可引起继发性红细胞增多症,此时血细胞比容>55%,并发感染时痰涂片可见大量中性粒细胞,痰培养可检出各种病原菌,常见为肺炎链球菌、流感嗜血杆菌、卡他莫拉菌、肺炎克雷伯菌等。

三、为什么要做这些检查? 检查对治疗慢性阻塞性肺病有什么帮助?

做这些检查是为慢阻肺的诊断和严重程度的评估提供依据,供临床治疗参考,有利于临床医生判断疾病的进展情况和治疗效果。

第四节 慢性阻塞性肺疾病的常见治疗方式

一、慢性阻塞性肺疾病的治疗方式有哪些?

(一)一般治疗

(1)饮食和营养:慢性阻塞性肺疾病患者容易发生营养不良,而营养不良又使患者更容易出现呼吸道感染,加速呼吸系统损害的进程。因此,对于营养不良的慢性阻塞性肺疾病患者,必须给予合理的营养补充,以达到理想的体重。多数慢性阻塞性肺疾病患者可以通过膳食增加营养,对于那些无法正常进食的重度营养不良患者,可以经胃管或深静脉给予高营养物质。以体重60千克的患者为例,平均每日摄入的热能应在 8 368~10 460千焦(2 000~2 500千卡)。其中,蛋白质、脂肪和糖类的比例分别为15%、25%~35%、50%~60%,应避免过高的糖类饮食,以免产生过多的二氧化碳。按以上配比,患者每日应进食牛奶250克,鸡蛋1~2个,肉类150克,主食400克,新鲜蔬菜500~750克,水果100~200克。有气道高反应的患者应忌食不新鲜的海产品、竹笋及辛辣刺激性等容易诱发喘息的食物。

(2)健康教育管理和康复治疗:通过健康教育与管理可以提高患者及有关人员对慢性阻塞性肺疾病的认识和自身处置疾病的能力,并更好地配合治疗和加强预防措施,从而减少反复加重,维持病情稳定,提高生活质量。

(二)稳定期慢阻肺的治疗

1.药物治疗

药物治疗用于预防和控制症状,减少病情急性加重的频率及降低严重程度,提高患者的运动耐力和生活质量。根据疾病的严重程度,逐步增加治疗,如果没有出现明显的药物不良反应或病情的恶化,应在同一水平维持长期的规律治疗。根据患者对治疗的反应及时调整治疗方案。

（1）支气管舒张药

①β₂受体激动药：主要有沙丁胺醇、特布他林等，为短效定量雾化吸入剂，主要用于缓解症状，按需使用。福莫特罗为长效定量吸入剂，与短效 β₂ 受体激动药相比，维持作用时间更长。

②抗胆碱药：主要品种有异丙托溴铵气雾剂、噻托溴铵。长期吸入可增加深吸气量，降低呼气末肺容积，进而改善呼吸困难，提高运动耐力和生活质量，也可减少急性加重频率，并能降低住院率。

③茶碱类药物：可解除气道平滑肌痉挛，广泛用于慢性阻塞性肺疾病的治疗。另外，还有改善心排血量、舒张全身血管，增加水盐排出，兴奋中枢神经系统、改善呼吸肌功能及某些抗炎作用等。

（2）糖皮质激素：目前已有布地奈德/福莫特罗、氟替卡松/沙美特罗两种联合制剂。对慢性阻塞性肺疾病患者不推荐长期口服糖皮质激素治疗。

（3）其他药物

①祛痰药（黏液溶解药）：慢性阻塞性肺疾病气道内可产生大量黏液分泌物，可促使继发感染，并影响气道通畅，应用祛痰药有利于气道引流通畅，改善通气。常用药物有盐酸氨溴索、乙酰半胱氨酸等。

②抗氧化药：慢性阻塞性肺疾病气道炎症使氧化负荷加重，加重慢性阻塞性肺疾病的病理、生理变化。应用抗氧化药如 N-乙酰半胱氨酸可降低疾病反复加重的频率。但目前尚缺乏长期、多中心临床研究结果，有待今后进行严格的临床研究考证。

③疫苗：流感疫苗可减少慢性阻塞性肺疾病患者的严重程度和病死率，可每年接种1次（秋季）或2次（秋、冬）疫苗。肺炎球菌疫苗含有23种肺炎球菌荚膜多糖，已在慢性阻塞性肺疾病患者应用，但尚缺乏有力的临床观察资料。

2.外科治疗

（1）肺大疱切除术：在有指征的患者，术后可减轻患者呼吸困难的程度并使肺功能得到改善。术前行胸部CT检查、动脉血气分析及全面评估呼吸功能,对于决定是否手术是非常重要的。

(2)肺减容术:是通过切除部分肺组织,减少肺过度充气,改善呼吸肌做工,提高运动能力和健康状况。主要适用于上叶明显的非均质肺气肿患者。

(3)肺移植术:对于慢性阻塞性肺疾病晚期患者,肺移植术可改善生活质量,改善肺功能,但技术要求高,花费大,很难推广应用。

(三)慢阻肺急性加重期治疗

(1)轻度:仅使用短效支气管扩张剂治疗。

(2)中度:用短效支气管扩张剂(如短效 β_2 受体受体激动剂)加抗生素和/或口服糖皮质激素治疗。

(3)重度:需住院或急性就诊,也可能与急性呼吸衰竭有关。

(四)住院治疗

慢性阻塞性肺疾病急性加重期病情严重者,经院外治疗后,出现新的体征或原有体征加重,以及高龄或有严重的伴随疾病者需要住院治疗。

(1)控制性氧疗:氧疗是慢性阻塞性肺疾病加重期住院患者的基础治疗。但吸入氧浓度不宜过高,需注意可能发生潜在的二氧化碳潴留及呼吸性酸中毒。

(2)抗生素:慢性阻塞性肺疾病急性加重多由细菌感染诱发,故抗生素治疗在慢性阻塞性肺疾病加重期治疗中具有重要地位。当患者呼吸困难加重,咳嗽伴有痰量增多及脓性痰时应结合当地常见致病菌类型及耐药流行趋势和药敏情况尽早选择敏感抗生素。

(3)支气管舒张药:短效 β_2 受体激动剂较适用于慢性阻塞性肺疾病急性加重期的治疗。若效果不显著,建议加用抗胆碱能药物(如异丙托溴铵、噻托溴铵等)。对于较为严重的慢性阻塞性肺疾病加重者可考虑用茶碱类药物。

(4)糖皮质激素:慢性阻塞性肺疾病加重期住院患者宜在应用支气管舒张药基础上,口服或静脉滴注糖皮质激素,激素的剂量要权衡疗效及安全性。

(5)机械通气:慢性阻塞性肺疾病急性加重期患者应用无创正压通气可降低动脉血二氧化碳分压,减轻呼吸困难,从而降低气管插管和有创呼吸机的使用,缩短住院天数,降低病死率。在积极药物和无创正压通气治疗后,患者呼吸衰竭仍进行性恶化,出现危及生命的酸碱失衡和(或)神志改变时宜用有创性机械通气治疗。

(6)其他治疗措施:注意维持液体和电解质平衡,酌情使用抗凝药,采取营养支持、痰液引流,积极治疗并发症。

（五）中医治疗

1.中药治疗

慢性阻塞性肺疾病属中医的"喘症""肺胀"范畴,本病系多种慢性肺系疾患反复发作,迁延不愈,由肺、脾、肾三脏的虚损引起的。慢阻肺的发病原因错综复杂,主要是因为痰、淤、湿,表现为咳、喘、痰、淤、肿5个症状,既有标症又有本症,适合中药标本兼治的特点。中医治疗慢阻肺的原则为"急则治其标,缓则治其本",主要分为急性加重期、缓解期的治疗,需要根据辨证分型进行相应的治疗。

(1)急性加重期:

①风寒袭肺:

症状:咳逆喘促,胸闷膨隆胀满,不得卧,痰稀泡沫样,量多,口干不欲饮,或伴恶寒重,发热,肢体酸楚,身痛无汗,严重时面浮,唇舌发青;舌淡黯、苔白滑,脉浮紧。

治则:宣肺散寒,温化水饮。

方药:小青龙汤加减。

②痰热郁肺:

症状:咳喘烦躁,气急胸闷,痰黄黏稠不易咳出,口干,口苦,口臭,或伴身热,汗出;舌黯红、苔黄腻、少津,脉弦滑或滑数。

治则:清热化痰,祛痰平喘。

方药:越婢加半夏汤

③痰湿阻肺：

症状：咳嗽痰多、色白或呈泡沫，喉间痰鸣，喘息不能平卧，胸部膨满，憋闷如塞，面色灰白而黯，唇甲发绀；舌质黯或黯紫，舌下静脉增粗，苔腻或浊腻，脉弦滑。

治则：涤痰祛瘀，泄肺平喘。

方药：苏子降气汤合三子养亲汤加减。

④阳虚水泛：

症状：心悸心慌，咳而上气，咳痰清稀，动喘甚，不能平卧，身肿、以下肢为甚，小便短少或清长，颜面晦暗，口唇发绀，形寒下肢冷，腰膝酸软，冷汗时出；舌淡胖或紫黯、苔白滑，脉沉滑或结代。

治则：温阳利水，活血化瘀。

方药：真武汤合五苓散加减。

⑤痰蒙神窍：

症状：神志昏蒙，或烦躁不安，面赤谵语，或舌强语謇，气促痰声辘辘，痰难咳出；舌黯红、苔黄浊，脉滑或促。

治则：化痰开窍，通腑醒神。

方药：涤痰汤加减。

⑥元阳欲绝：

症状：神志不清，胸高气促，喉间鼾声，额汗如珠或冷汗自出，四肢厥逆，鼻头发冷；脉微欲绝。

治则：回阳，固阴，救逆。

方药：参附汤合黑锡丹加减。

（2）缓解期：

①肺脾气虚型：患者可有动则气喘、面白、疲乏、咳大量白稀痰等症状，可选用固本咳喘片及补肺活血胶囊等中成药，达到健脾益气、化痰平喘的效果，也可以用中药汤剂治疗，如三子养亲汤、二陈汤等方剂加减。

②肺肾两虚型：患者会出现喘息、气短、口干、五心烦热及夜尿频多等症

状,可以选用定喘滋阴的方剂,如补天大造丸。

缓解期可用的中成药有很多,如六味地黄丸适用于肾阴虚患者,金匮肾气丸适用于肾阳虚患者,玉屏风散适用于肺虚患者,白令胶囊、金水宝、肺气肿片适用于肺肾两虚患者,等等。

值得注意的是,中成药的使用讲究辨证论治,如果不能对症治疗反而会加重病情,危害健康。因此在药物的选择和使用上一定要遵从医嘱。

2.针灸治疗

(1)针刺:偏于风寒者,取大椎、肺俞、合谷、风池、风门等穴,毫针浅刺,用泻法;偏于风热者,取大椎、肺俞、合谷、曲池、外关穴,毫针浅刺,用泻法;偏于痰湿者,取天突、肺俞、大椎、丰隆等穴,毫针浅刺,用泻法;偏于水饮者,取肺俞、肾俞、丰隆、阴陵泉、足三里、三阴交等穴,毫针浅刺,用平补平泻法;肺脾肾虚者,取肺俞、定喘、脾俞、肾俞、足三里、三阴交、关元、气海穴,毫针浅刺,用补法。

(2)艾灸:艾灸对于慢阻肺有一定的改善作用,但是主要起的是辅助作用,穴位比较复杂,需在中医师指导下进行操作,艾灸穴位依据慢阻肺症状及证型的不同合理选取,以足三里、大椎、膻中、神阙等为主。证候配穴,肺气虚配太渊等,肺脾气虚配太渊、脾俞等,肺肾气虚配太渊、肾俞等。症状配穴,胸闷可配膻中,喘可配孔最,咳可配尺泽,痰多可配中脘。

艾灸频次为每周2~3次,可根据灸材、穴位不同及患者耐受程度等进行调整。每次艾灸时长为15~20分钟,15次为一疗程。

(3)外敷疗法:主要针对缓解期,采取冬病夏治原则,最好在夏日三伏天涂治。白芥子末30克,吴茱萸、甘遂、细辛末各15克,姜汁调涂敷肺俞、定喘、膏肓等穴,3~5日换1次。

3.药膳食疗

(1)杏仁15克,反复捣烂加水滤汁,再加蜂蜜1茶匙,用开水冲服,每日2~3次。

(2)雪梨1个削皮去核,纳入贝母粉9克、冰糖30克,隔水蒸熟食之,每日早晚各1个。

(3)南瓜500克去皮切成小块,红枣15枚,红糖适量,加水适量煮汤服食,每日1~2次。

(4)冬瓜籽、冬瓜皮各20克,麦冬15克,加水煎汁服用,每日1剂分早晚服。

(5)鲜百合2~3个,洗净捣烂滤汁,用温开水冲服。

4.中医预防

(1)注意保暖,防止经常感冒。

(2)禁忌烟酒及恣食辛辣生冷咸甜之品。

(3)调情志,避免不良情绪刺激。

(4)运用中医的六字诀进行呼吸训练,选用八段锦、五禽戏及太极拳等传统运动项目,在医生的指导下进行康复训练。

(5)在医生的指导下经常服用扶正固本方药增强正气,提高抗病能力。

二、如果不进行治疗会有什么严重的后果?

慢阻肺若是得不到及时治疗,不仅影响工作,而且会让患者的生活质量大打折扣,甚至可并发呼吸衰竭、肺源性心脏病等。长期的病痛折磨,会给个人及家庭都带来极大的痛苦。慢阻肺已经成为与高血压、糖尿病等一样的重大慢性疾病,给患者造成了相当大的疾病负担。据全球疾病负担研究项目统计,2020年慢阻肺位居全球死亡原因第3位。世界银行和WHO的资料均表明,至2020年慢阻肺位居世界疾病负担的第5位。在我国,慢阻肺位列死因排序的第3位和疾病负担的第3位。

三、慢性阻塞性肺疾病需要进行康复治疗吗? 常用康复治疗方法有哪些?

慢性阻塞性肺疾病需要进行康复治疗。呼吸康复是对患者进行全面评估后为患者量身打造的综合干预措施,包括运动训练、健康教育和自我管理,可以改善呼吸困难、健康状况和运动耐力。呼吸康复方案最好持续6~8周,在医护人员指导下进行,建议每周进行2次运动训练。常用的康复治疗方法有：

(一)物理因子治疗

在急性或慢性炎症期,可以用超短波等治疗,微热量或无热量,能够促进炎性分泌物的吸收。

(二)呼吸训练

此训练可以在医疗机构中进行,也可以在家自行完成,具体如下。

1.缩唇呼吸

患者取端坐位,双手扶膝,舌尖放在下颌牙齿内底部,舌体略弓起靠近上颌硬腭、软腭交界处,以增加呼气气流的阻力,口唇缩成吹口哨状,每次吸气后不要忙于呼出,宜稍屏气片刻再行缩唇呼气,呼气时缩拢口唇呈吹哨样,通过缩窄的口形徐徐将肺内气体轻轻吹出,每次呼气持续4~6秒,然后用鼻子轻轻吸气,如图12-2所示。要求呼气时间要长一些,尽量多呼出气体,吸气和呼气时间比为1:2。按照以上方法练习3~4次/天,15~30分钟/次,吸气时默数1、2,呼气时默数1、2、3、4,就能逐渐延长呼气时间,降低呼吸频率。

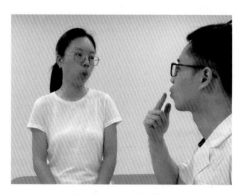

图12-2　缩唇呼吸

2.腹式呼吸训练

根据病情,训练时可取卧位、坐位或立位。如取卧位,两膝下可垫软枕,使之半屈,腹肌松弛。首先应全身肌肉放松,包括紧张的辅助呼吸肌群。由于腹式呼吸的外在表现为腹部的隆起和下陷,因此,在呼吸中应注意腹部的活动。通常将左、右手分别放于上腹部和前胸部,以便于观察胸腹运动情况。即用一手按压上腹部,呼气时,腹部下沉,该手稍微加压用力,以进一步增加腹内压,促使膈肌上抬;吸气时,上腹部对抗该手的压力,徐徐隆起,如图12-3所示。这样患者可通过手感,了解胸腹活动是否符合要求,注意及时纠正。要求静息呼吸,经鼻吸气,从口呼气,呼吸气应该缓慢和均匀,吸气时可见到上腹部鼓起;呼气时可见到腹部凹陷,而胸廓保持最小活动幅度或不动。逐渐延长呼气时间,使吸气和呼气时间之比达到1:(2~3)。

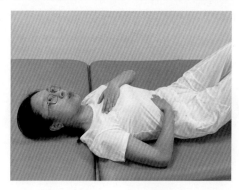

图12-3　腹式呼吸

3.耐力训练

可以采取行走、慢跑、游泳、骑自行车等各种活动,逐渐增加耐力,以不过度疲劳为限,运动量一般以运动后大约10分钟能恢复为宜。

4.体位引流

(1)如果患者有肺部感染,并在医疗机构中,临床医生可以根据CT检查,准确判断感染在肺内的位置,并根据这个位置,采取相应的引流体位,配以物理治疗的手法,可以促进感染病灶内炎性物质的排出。

(2)在没有专业的体位引流方法时,在家里也可以进行类似的操作,可以不断改变体位,左、右、滚动,或用垫枕头的方法,使躯干下部的位置,高于躯干上部的位置,直到找到某个位置下痰比较多,就维持在这个位置一段时间,即可排出肺内炎性分泌物。

5.咳嗽技术

当肺、支气管有炎症时,可以使用咳嗽技术,辅助排出肺内分泌物,常用的咳嗽技术有3种:

(1)屏气咳嗽:患者采用坐位体位,双手分别放在自己的胸部和腹部,缓慢用鼻深吸气,屏气,用位于腹部的手,感知吸气的深度,尽量深,然后突然放松,让气体从口腔涌出,同时发出扑克牌中的"K"的声音,放在腹部的手,可以同时加压,如图12-4所示。

(2)不屏气咳嗽:患者采用坐位体位,双手分别放在自己的胸部和腹部,缓慢用鼻深吸气,用位于腹部的手,感知吸气的深度,尽量深,在吸气末,不屏气,突然让气体从口腔中涌出,接连3次发"哈"音,咳出分泌物,如图12-5所示。

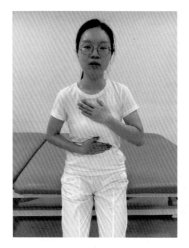
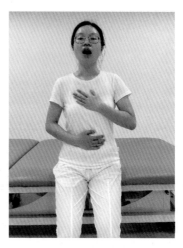

图12-4　屏气咳嗽　　　　　图12-5　不屏气咳嗽

(3)连续咳嗽技术:患者采用坐位体位,双手分别放在自己的胸部和腹部,缓慢用鼻深吸气,屏气,用位于腹部的手,感知吸气的深度,尽量深吸气,然后突然放松,让气体从口腔涌出,同时低头,连续两次发"K"音咳嗽,如图12-6所示。注意,两次咳嗽之间不要有停顿,第二次咳嗽往往是最有效的咳嗽,可能咳出分泌物。

6.中国传统锻炼方式

如练八段锦、打太极拳等。

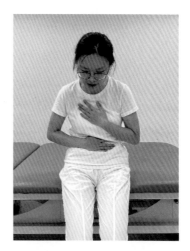

图12-6　连续咳嗽技术

四、自行在家锻炼可以替代康复治疗吗?

自行在家锻炼只能起到辅助作用,不能完全替代系统的康复治疗。经常有慢阻肺患者说自己气短,根本动不了,其实建议慢阻肺患者应进行运动,运动能改善患者的生活质量。运动治疗是慢阻肺的康复治疗中很重要的一部分。那么慢阻肺患者如何进行康复治疗,具体采取何种康复治疗方案,需要由专业的康复医生根据患者个体情况制定循序渐进的方案。

第五节 慢性阻塞性肺疾病的预防保健

一、慢性阻塞性肺疾病患者平时应该注意什么?

(一)规律作息

不熬夜,保证充足睡眠;多参加户外活动。在个人习惯方面,要戒烟,同时也要避免吸二手烟。生活环境方面,居家要多开窗通风,保持新鲜的空气流通,少去人群密集的场所,远离粉尘及有毒气体。如遇到$PM_{2.5}$超标,二氧化硫、二氧化氮、氯气,汽油、煤气、烧煤的秽气,最好戴口罩。良好的生活习惯会提高机体免疫力,避免病毒和细菌的感染,避免着凉,预防感冒和罹患呼吸系统疾病。

(二)营养均衡

瘦弱患者要加强营养,肥胖患者要控制体重。营养支持可明显提高存在营养不良情况的慢阻肺患者的呼吸肌功能。饮食要多样化,保证营养均衡,忌食生冷、辛辣刺激的食物,以富含维生素、高蛋白饮食、易消化的食物为好。如白萝卜、山药、百合、杏仁、茯苓、金橘、枇杷等具有润肺止咳、养心安神的功效,新鲜的蔬菜水果能提高患者的呼吸道黏膜的修复及抗病能力。牛奶、鸡蛋、虾、瘦肉、豆类的食品等高蛋白饮食增加能量,增加患者的抵抗力及骨骼肌和呼吸肌肉的储备,维持呼吸肌的张力和咳痰的力度。

(三)适当锻炼

平时锻炼身体,以比较悠闲的户外运动为主,不要做过于剧烈的运动。因为剧烈运动会增加肺的耗氧,导致肺供氧不足,有时容易出现危险。患者可根据自身情况选择适合的锻炼方式,如散步、慢跑、游泳、爬楼梯、打太极拳等,也可通过做呼吸瑜伽、呼吸操、深慢腹式阻力呼吸功能锻炼、唱歌、吹口哨、吹笛子等锻炼呼吸功能。

二、吃"药"能起到预防作用吗?

确切地说,慢阻肺患者使用药物治疗可以起到缓解症状的作用,同时能够预防疾病的急性加重。在这里需要强调的是,所有药物的使用均需在医生的指导下进行。西药治疗在遵循优先选择吸入药物、坚持长期规律治疗、个体化治疗的原则上,稳定期药物治疗的目的是缓解症状,降低急性加重的风险和严重程度,改善患者的健康状况和运动耐量。根据临床症状严重程度、急性加重风险、副作用、并发症、药物可用性和成本、患者反应、喜好和使用各种药物输送装置的能力,来制定药物治疗方案。慢阻肺急性加重后,应采取积极治疗措施避免将来再次出现病情急性加重,需要由医生根据患者的评估分期及未来急性加重风险给予相应药物治疗。中医中药治疗可以调理机体的阴阳虚实,扶正固本,提高机体的免疫力,可起到预防保健作用。

三、慢性阻塞性肺疾病患者健康生活行为知识要点

(1)戒烟、远离二手烟,避免吸入有害气体和刺激物。

(2)生活规律,避免熬夜,劳逸有度,适当锻炼。

(3)预防上呼吸道感染,控制并发症。

(4)饮食均衡,清淡为主,瘦弱者加强营养,肥胖者控制体重。

(5)心情舒畅,消除忧郁和焦虑情绪,建立抗病信心。

(6)要进行康复训练,增强呼吸肌功能和咳痰力度。